JN097644

ガンは予防できる——新・西医学入門

NEW NISHI SYSTEM OF HEALTH ENGINEERING

はじめに

本書は西式健康法（西医学）の印可・小椋蔓代女史に師事した私が、女史の講演録を基本とし、時には創始者西勝造に師事した医師の先生方の教えにも導かれてまとめたものである。しかし、教えを乞いたい先生方は既に鬼籍に入られた。本書は祖師の教えを継承する西会本部長・西万二郎氏、久留米市の愛康内科医院の石井文理医院長、四国坂出の柿茶本舗運営責任者・井上裕道氏等々関係諸氏のご協力やご支援がなければ、完成を見ることはできなかった。ここに衷心よりお礼の言葉を申し述べたい。

ところで、私が私淑した西勝造も、時代的制約の域を超えることはできなかった。現代のような電子顕微鏡やコンピューター、ＤＮＡ研究全盛の時代ではなかった。今はインターネット全盛で世界の健康情報を自由に検索できる時代であり、私もフェイスブックの「エンゲージドブディズム健康法」のページを担当し、内外の健康情報を収集している。

現在、世界は新型コロナウイルス（ＣＯＶＩＤ‐19）に襲われ、米ジョンズ・ホプキンス大学の報告によれば、感染者は２０２０年12月21日には７６００万人を超え、死者は約

170万人に迫る勢いである（日本人の死者は約3000人に及ぶ）。なお、これまでの予防法としての「手洗い」や「2メートルの距離」では不十分だと分かってきた。10メートルの「空気感染」の可能性が報告されている。

https://www.sciencedirect.com/…/artic…/pii/S016041202031254X

https://www.mdpi.com/1660-4601/17/8/2932

ちなみにウイルスの祖先のほとんどは、動物の病原体であったといわれる。「ウシの伝染病『牛疫』の原因ウイルスが、7千〜8千年前に人に感染して、おたふく風邪の病原体になったことは知られていない」（大槻公一「医学と獣医学の融合」『毎日』2020・5・27）という。今回の新型コロナウイルス禍もコウモリ由来の「人獣共通感染症」だとされる。

ところで、死者の約80％が70歳以上の高齢者であり、かつ持病のある老若男女にコロナは襲いかかった。言わば、屋根からすべり落ちそうになっていた人々を無慈悲にも襲ったのである。昔から伝わる「一病息災」などという俗言は新型コロナウイルスには最早通用しない。日頃の健康状態が運命の岐路となる。

ともかく、コロナ禍との遭遇は、そもそもガン予防を目的に起稿した拙著を新たな次元に引き上げたことは言うまでもない。医学的にはウイルスとガンは全く異なる対象ではあるが、自然療法の立場からは近似した対象と言えるかも知れない。

なお、厚生労働省作成『新型コロナウイルス感染症（COVID-19）診療の手引き第4・1版』によると、「重症化し易い人（主なリスク要因）は、・65歳以上の高齢者　・慢性閉塞性肺疾患（COPD）　・慢性腎臓病（CKD）　・心血管疾患　・高血圧　・2型糖尿病　・肥満（BMI30以上）となっている。」が、特に免役のはたらきが低下する高齢者の中でも、慢性腎臓病患者（CKD）は、糖尿病や心臓・血管の基礎疾患を有する人が多いことから、重症化し易いと考えられている。その理由はP14で詳述する。

【補足】コロナショック

中国・武漢で新型コロナウイルスが詰まった「パンドラの箱」は開けられ、2019年12月31日に世界保健機関（WHO）に報告された。しかし、これはジョンズ・ホプキンス大学が既に予想していた。やがて、2020年3月11日、WHOはパンデミックを宣言し、約1か月後の4月7日、安倍晋三首相はコロナ禍の7都府県に対して「緊急事態宣言」を発した。16日には「緊急事態宣言」を全国に拡大し、5月6日までとしたが…。

日本人にコロナショックを与えたのは、3月29日、コメディアン志村けん氏（70歳）の突然の訃報であった。『週刊文春』（4月9日号）によると、彼は過去に肺炎の経験もあり、1月には胃のポリープ除去手術を受けたばかりだったという。加えて、3月14日、「自宅の階段で転倒し、足を打撲し」（『サンスポ』3月31日）、17日に「異変が起きた、…倦怠感を覚えて自宅で静養」、19日には「発熱や呼吸困難の症状」から医師が訪問し、緊急入院となった。志村氏の死因については酒とタバコが指摘され、「足の打撲」は看過されがちだが、足が急変の転機となった可能性がある。日頃の不摂生による持病に加えて、特に足（首）の故障は腎臓機能（ＲＡＳ：レニン・アンジオテンシン系）に悪影響する可能性があった。つまり、「炎症」を促進するスイッチが入った可能性がある。コロナは高血圧などの持病の持ち主、糖尿病など免疫力のない高齢者には、「死に神」に相当するであろう。なおＲＡＳは自然免疫系が不活性な時には、獲得免疫系の暴走を許すことにもなる。

①血圧ＵＰ↑　②炎症ＵＰ↑　免疫反応制御Ｄｏｗｎ↓　③酸化ストレスＵＰ↑
④ミトコンドリア障害ＵＰ↑　⑤線維化ＵＰ↑　硬化ＵＰ↑　⑥交感神経ＵＰ↑
⑦組織保護Ｄｏｗｎ↓　⑧老化ＵＰ↑…など。

（本間真二郎医師ＦａｃｅＢｏｏｋ：
https://www.facebook.com/shinjiro.homma/posts/2642554642736205）

ニューヨークの日本人医師の格闘を毎日新聞（4月20日）は、1面大見出しで「治療法、分からない」と、「集中治療室」での無力さを報じた。世界の最先端を走る米国医療の誇りは虚像だったのか。

ところで、コロナに対する警戒は、英国、米国と日本が出遅れていた。特にＰＣＲ検査は１００人中97人以上を門前払いにし、実態把握を怠る政治姿勢は日本だけであった。その上、政府の「一家にマスク二枚」という国民への茶番劇は内外から嘲笑の的になり、「緊急事態宣言」下の給付金支給も迷走し、4月17日には、国民一人当たり一律10万円に落ち着いた。ともかく、安倍前政権の無為無策の姿勢に変わりはなく、9月16日に発足した菅内閣も同様である。

さて、既述の通り、拙著はガン予防に主眼を置いていた。祖師西勝造（以下勝造とする）はビタミンCの効能を強調したことでも知られている。ところがコロナ禍ではどうか、ということになる。新型コロナウイルスが細胞表面の糖鎖に接着し、細胞内に進入、増殖を繰り返す。素人的な想像だが、細胞への接着を遮断すれば、感染は免れることになる。その遮断する免疫力という点では、緑茶が含有する数種類のカテキンのうち、エピガロカテキンガレート（ＥＧＣＧ）が特筆されるという。これはガン細胞の増殖阻害にも有効であることは、周知されていないようだ。

ＥＧＣＧは複数の基礎研究において、乳ガン細胞の増殖を抑える効果があることが確認されている。

また緑茶に含まれるＥＧＣＧがＨＩＶ（ヒト免疫不全ウイルス）感染の治療に有益であるとの研究があり、ＥＧＣＧとＨＩＶの関連性については、さらに研究が進められているところである。

さらに、米ジョージア医科大学でのマウスモデルを使った基礎研究によれば、ＥＧＣＧはシェーグレン症候群などの自己免疫疾患に対する予防効果があるとされている。この研究から、ＥＧＣＧが、全身の炎症性疾患に関与するＴＮＦ‐α という物質に対する身体の防御機構を活性化することが示唆されるわけである。

以上からＥＧＣＧは男性の前立腺ガン細胞の増殖をも阻害するであろうことが推測される。ちなみに、「番茶」にもガン化促進を予防する効能が報告されている。

1．「緑茶の効用」（２０２０年3月30日の In Deep メルマガ号外）

ネット上のサイト「地球最期のニュースと資料　in Deep」にはコロナウイルス対策として「緑茶」が特に推奨されている。

「医学論文のリンクを見ていましたら、インドのエラ大学という医学系大学の研究者たちによる、『ＣＯＶＩＤ‐19の治療薬としての食物分子の同定』というタイトルの論文が公開されていました。この論文の目的は、『この世界中の健康危機を見て、ＳＡＲＳ‐ＣｏＶ‐２を標的とすることができる適切な薬剤候補を見つけることが私たちの目標だった』

とありまして、新型コロナウイルスの治療薬の候補として、何が、最も、その感染等を阻害するか（防止するか）ということについて、18（種）の「食品分子」について調査したものです。これは、ウイルスの「スパイクタンパク質」をターゲットにしたもので、「食物に含まれている成分で何が新型コロナウイルスに最も有効か」というものを同定したものです。論文は、以下のＵＲＬにあります。

https://www.researchsquare.com/article/rs-19560/v1

その成分は以下のようになっていました。論文には、すべての数値が書かれていますが、名称だけを書かせていただきます。下記は新型コロナウイルスに有効な成分（効果の高い順）で、「エピガロカテキンガレート」というのが、ダントツの一位ですが、成分の後ろに「主にどんな食品に含まれているか」を加えます。

【新型コロナウイルスに有効な成分（効果の高い順）】

1．エピガロカテキンガレート（緑茶）
2．クルクミン（ウコン、ターメリック）
3．アピゲニン（パセリ、セロリ、グァバ、カモミールティ）
4．ベータグルカン（きのこ類、最も多いのはハナビラタケ、穀物オーツ麦）

5.ミリセチン（クルミ、ブドウ、ベリー類）
6.ケルセチン（たまねぎ、そば、りんご）
7.ピペリン（黒コショウ）
8.ゲニステイン（大豆）
9.ジアゼイン（大豆）
10.フェルラ酸（コメ、大麦、小麦）
11.アリイン（ニンニク）
12.リポ酸（牛・豚のレバー、腎臓、心臓）
13.レスベラトロール（ぶどう、赤ワイン）
14.グルコサミン（カニ、エビ）
15.ジンゲロール（生姜（しょうが））
16.スルフォラフリン（ブロッコリー）
17.アリシン（ニンニク、玉ネギ）
（参考までに）
18.レムデシビル（抗ウイルス薬）

19. クロロキン（抗ウイルス薬）

新型コロナウイルスに対して、最も高い薬理活性を示したのは、「エピガロカテキンガレート」という緑茶成分だった。それはもう破格の数値を示しています。最近、抗ウイルス薬などのレムデシビルという薬や、クロロキンという薬が、新型コロナウイルスの治療薬として効果について報じられることがありますが、論文には以下のようにありました。『EGCG（エピガロカテキンガレート）の計算された活性は、両方の参照薬であるレムデシビルとクロロキンよりも高いことが判明した。』

つまり、緑茶に含まれている、このエピガロカテキンガレートという物質は、「抗ウイルス薬より新型コロナウイルスに有効である可能性」が高いのです。そして、重要なことは、「このエピガロカテキンガレートは、この世で緑茶にしか含まれていない」（もう一つある）のです。紅茶にもウーロン茶にも含まれてはおらず、「緑茶だけ」なのです。」と締めくくられている。

ただし、EGCGは「熱湯で数分」抽出と記入されているが、具体的には82℃以上だと分子構造を破壊するおそれがあり、70ないし80℃が適温とされる。

引用参考文献　https://www.researchsquare.com/article/rs-19560/v1
研究論文　計算化学
分子ドッキング研究を使用してCOVID-19と戦うための治療薬としての食物分子の同定
Mohammad Faheem Khan、Mohsin Ali Khan、Zaw Ali Khan、Tanveer Ahamad、Waseem Ahmad Ansari
DOI：10.21203 / rs.3.rs-19560

2. 免疫力とビタミンD

ネット上の「ＮＥＷＳポストセブン」のサイトで、下記の見出しに目が留まった。

「コロナ対策、日光浴で免疫力ＵＰ　屋外でのマスクはナンセンス」

（２０２０・06・26　女性セブン）


私たちも無駄な対策をやっているのかもしれないというのだ…。

「太陽光はウイルス感染対策に効果があるとされている。国際医療福祉大学病院内科学予防医学センター教授の一石英一郎さんが言う。

『太陽光に含まれる紫外線が、ウイルスを変性させて不活化させます。つまり、紫外線がウイルスを傷つけて感染力をなくすということです』

紫外線は体の表面に当たっても、体内には入らないので、太陽光を浴びても体内のウイルスは死なない。ただ、太陽光を浴びることで、「体内でのコロナ対策」に有効な働きが期待できる。」

私も晴れた日の朝、紫外線の多い太陽に向けて大きく口を開け、口内の殺菌に務めている。なお、紫外線が皮膚でビタミンDを造ることも知っていたのだが…。

「紫外線が肌に当たると皮下にあるコレステロールに化学反応が起こり、体内でビタミンDが合成される。ビタミンDは食べ物からカルシウムを吸収するのを助け、骨粗鬆症を防ぐのに役立つとして知られ、さらに近年では、ビタミンDが免疫力を高める働きがあるという研究結果が報告されている。体内に侵入したウイルスなどの異物に対して、それを排除しようとする免疫機能を必要なだけ働かせ、過剰な免疫反応を抑制する機能を高めると考えられている。

『ビタミンDの免疫調整の働きにより、風邪やインフルエンザなどの感染症の悪化を予防したり、心血管疾患、呼吸器疾患、糖尿病、がんなどさまざまな病気への効果が期待され

ています』（前出・一石さん）

新型コロナに関しては、ビタミンDの血中濃度が低い国ほど感染率、死亡率が高いことがわかっている。イギリスの研究者らが欧州20か国を調査したところ、被害が大きいイタリアやスペインの高齢者は、血中のビタミンDが少ない傾向にあったという。（以下略）」

ビタミンDは「骨粗鬆症」の予防だけでなく、「免疫反応の調整」にまで寄与していることは初耳であった。ビタミンDはイワシなどの背の青い魚や小魚に多く含有されているという。これも再認識した次第である。

なお、ビタミンDは腎臓で生成されるホルモンであり、獲得免疫の暴走を制御する。したがって、腎臓がよく働く必要があり、そのためには「うつ伏せ寝」（腹臥位あるいは伏臥位）が必須となる。腎臓は背中側にある握り拳ほどの臓器で、仰臥の寝姿では他の臓器や肋骨に圧迫されて、働きが低下する（柔らかいベッドは不可）。腎臓は、損ねると墓場に直結する臓器にたとえられ、足の酷使、足首の損傷も腎臓を障害する。

ガンは予防できる ― 新・西医学入門 CONTENTS

もくじ

第1章　西医学の「四大原則」とは？　35

2.「栄養」 75

第2章　西医学の「六大法則」とは？　153

序章

ガン撲滅への願い～原点は「西医学」にあり

「先進国」日本の不可解なガン患者の急増

参考：「アメリカのがん死亡率低下の原因は代替療法の普及にあったようだ」（２０１６／11／８、２０１７／６／７、新しい現実の創造、癌の遠隔浄化、話題の出来事 Dailyrootsfinder.com より）

中川恵一東京大学医学部附属病院放射線科准教授談、「米国で１年間にがんで死ぬ人は、約57・５万人。日本人は約36・５万人だが、人口10万人当たりで換算すると、日本人の死亡数は米国の約１・６倍にもなっている。意外なことだが、日本は先進国であるにもかかわらず、がんが原因で亡くなる人が増え続ける唯一の国だ」

拙著の目的は米国と同じくガンによる死亡の激減を目指すこと、否、世界からガンを根絶させることにある。

ガンによる死亡率（10 万人対）の推移（日本）

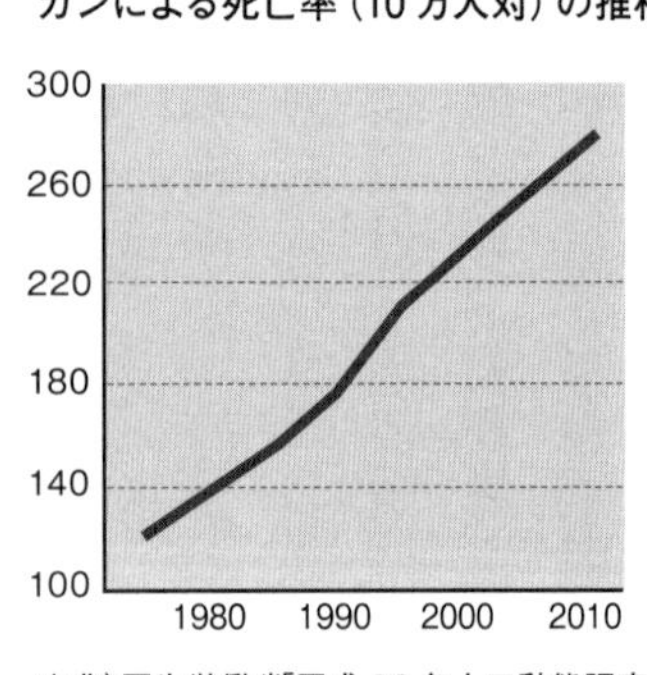

出典）厚生労働省「平成 26 年人口動態調査」

DNA複製ミス!?

２０１７年3月23日に米科学誌『サイエンス』に掲載された研究論文は、遺伝および環境要因ではなく、細胞分裂時に生じるランダムなミスが、ガン（腫瘍）の遺伝子変異の3分の2を占めていることを公表した。その報道を毎日新聞も「がん 6割、遺伝子複製ミス「早期発見が重要」」（毎日新聞２０１７年3月25日）と米ジョンズ・ホプキンス大学のチームの発表を次のように紹介した。

「肺がんや胃がんは、たばこや食事などの環境要因で起きやすく予防が有効だが、脳腫瘍や乳がん、前立腺がんなど多くのがんは、細胞分裂の際に誰にでも起きる遺伝子の複製ミスが主な原因だとする研究結果を米ジョンズ・ホプキンス大のチームが24日付の米科学誌サイエンスに発表した。がん全体で見ると6割が複製ミスによるものだという。

チームは『複製ミスは、タイプミスと同じで一定の割合で必ず起きる。がんとの闘いに勝つには、予防だけでなく、早期発見が重要だ』と訴えている。

がんの原因には大きく分けて▽自然に起き、防ぐことの難しい遺伝子の複製ミス▽大気汚染、喫煙、食事といった環境要因▽親から受け継いだ遺伝要因—の三つに分けられる。チームは国際がん研究機関に登録された世界69カ国のがん患者のデータベースや英国のデータなどを使って、32種のがんについて三つの原因の寄与度を調べた。

この結果、全体ではがんを引き起こす遺伝子変異の66％は複製ミスが原因なのに対し、環境要因は29％、遺伝要因は5％であることが分かった。種類別では、肺がん、胃がんは環境要因の寄与する度合いがそれぞれ66％、55％と高かった。一方で前立腺がん、乳がんは複製ミスが96％、83％だった。」

ところで、上記3原因のうち、「複製ミス」と「環境要因」は全く無関係だろうか。つまり「食事」によって「複製ミス」が起こらないと断言できるのか。「複製ミス」が「運」なら、その原因の除去は不可能に近く、予防法も不明であり、非科学的な医学に堕してしまう。米国の医療技術の進歩は目覚ましいようだが、「早期発見」だけが頼りでは従来の医療となんら変わるところがない。それ故(ゆえ)、拙著は新しい解決の道を提示したのであって、「ガンと食事に関する考察」の項等で詳述した。ところで、航空機への搭乗や高山での生活は銀河からの宇宙線を平地より多く浴びることで、ＤＮＡを損傷する確率は増える。それこそ「不運」ではないだろうか。

拙著を世に問うのはガン撲滅を願うからだ。なお、私の「健康法」の原点は１９２２年に創始された西式健康法（西医学）にあるが、創始者西勝造（以下、勝造とする）も遺伝について言及することはあっても、その本体であるＤＮＡは未解明の時代であった。

西式との出会い

まず簡単に自己紹介をしたい。私と西医学との出会いは、全くの偶然であったが故に必然であった。両親没後、親戚の叔母の援助もあったが、数年間は孤児としての生活を送った。既に中学校の理科教員ではあったものの、未婚であった故、孫を両親に見せることができなかった。これも両親への懺悔の一つではあるが、ガンで亡くなった母を助けられなかったことの悔悟の方が強かった。それまでは大病院に入院すれば、どんな病気でも治るなどと勝手な「妄想」に囚われていた。この浅薄な「妄想」への反省が自然食や民間医学に関心を向ける契機となった。ある日、自然食品店の広告の中に、「光は西から」などというキャッチフレーズが目に留まった。これが後に西医学（西式健康法）との出会いにつながったが、その時は、西とは方角という程度のお粗末な認識であった。

なお、亡き母の病気について、一言付け加えておきたい。それは近隣の病院で、腹痛の診断に訪れた時のことである。その医師は母に向かって「金があるか、あれば、ガンかどうか診てやる」と言ったというのが母の遺言であった。母の遺言が現代医学への不信を募らせ、「ガンの原因究明」に向かわしめたことは言うまでもない。後に知ったが、祖師勝造は「病苦の者から金を取るのが医者だ」と、医業が算術であることを喝破(かっぱ)していた。

先の「広告」で知ったのだが、西医学の「道場」として、最初に訪問したのが奈良市あやめ池にある西式健康会館であった。今も近鉄電車からその看板を見ることもあるが、当時、そこで夏休みには2週間の水断食を体験した。そして間もなく結婚し、紆余曲折(うよきょくせつ)を経て今年（2020年）の11月15日に結婚38周年を迎えた。奇しくも、大学卒後50年である。その間、西医学に接して38年を閲し、今年は西医学93周年でもある。ただし、西医学の創始は1922年にまで遡り、公表は1927年のことであった。

大阪西会を知る

私が最初に西医学で師事したのは、黒門市場にあった大阪西会の講師・中西恒三氏であった。同氏は関西大学出身で速記を得意として、勝造の講演録を著し、機関誌『西医学』にも投稿し、西宮で断食道場を運営していた。毎月の定例会には、ビデオカメラ持参で同氏の講演を録画したが、知人に頼まれてビデオを貸し出し、行方不明になってしまった。当時の数年間は、東京本部から勝造のご子息・西大助本部長が何十周年記念などの時に来賓として講演されるなど、勝造の幻声が聞こえる時代であった。

さて、中西講師が老人ホームへの入居のために山陰に去られ、代わって京都西会・鶏鳴会の代表・小椋蔓代女史の講演が始まった。小椋氏は祖師勝造の直弟子であり、「印可」を授与されていた。祖師の言葉を「如是我聞（にょぜがもん）」のように伝えるのがご自分の使命だと自覚され、その精神を毎月1回の定例会で10年余り説き続けられたのである。小椋氏は滋賀の真宗寺院出身ゆえ、宗教的な感性は鋭く、「西先生は『釈迦（しゃか）に倣（なら）う』とよくおっしゃった」と、しばしば繰り返された。小椋氏の講演は講話を口述筆記するのが基本で、中西氏の医術論よりも深く新鮮であったことは言うまでもない。

その間、大阪西会は松本博子氏が、夫の死後、会長を引き継いだ。懐かしい思い出としては、時には小椋先生の四国講演旅行に付き添い、会長と3人で坂出に渡り、柿茶本舗によく出かけたものであった。高齢のお二人だが、松本さんは私にとっては第二の母とも思えるほど、親しくさせていただいた。しかし、今は昔の話となった。ほとんどの諸先輩があの世に旅立たれたからであり、祖師を語れる人は少なくなった。

西医学とは

勝造による「西医学」の定義は次のようなものである。

「西医学とは、自然事物の哲学であり、科学であり、宗教であり、又(また)技術でもある。すなわち、保健療養上の根本原理を把握し、常に心身を一者となしてその均衡を保つ方法である」(「一者」とは「完全にして調和を保っておる状態、言い換えれば完全なる存在」(西勝造著『家庭医学宝鑑』))。

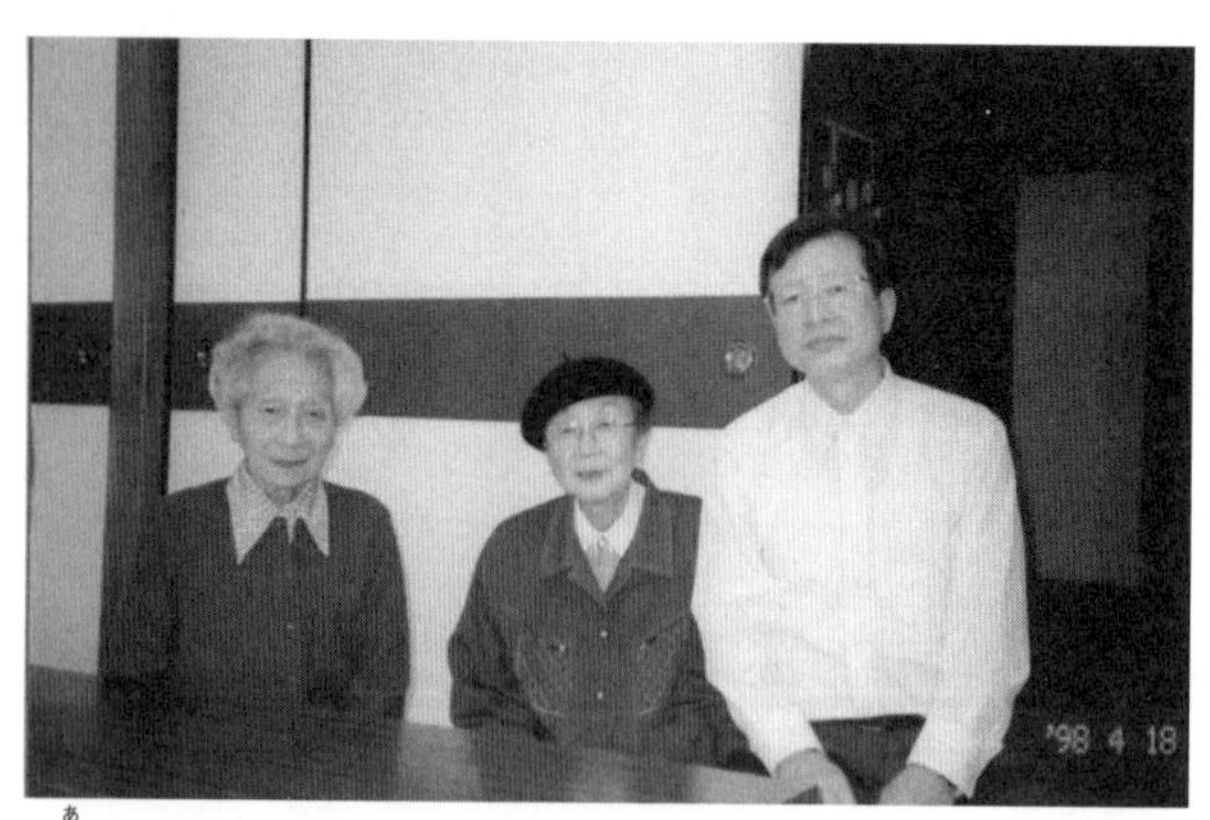

在(あ)りし日の小椋蔓代女史(左)と松本博子大阪西会会長、小生

ちなみに、この定義は哲学における「四大知」である「哲学・科学・技術・日常知」に酷似し、特に我々の「日常知」の深化が問われている。さらに、哲学者ヘーゲルの「疾病観」を紹介すると、東洋医学的な「心身一如」に通じるものがある。

「健康は人間の更に高い使命を果たすための精神力を使用することに対する根本的条件。身体が常態にないなら、すなわち身体の機能がどこか損なわれているとすれば、まず自分の身体を治すことがその仕事とされねばならない。そのときになってはじめて、身体が精神にとって危険なものであること、由々しい問題であることが悟られるのである。」（ヘーゲル『哲学入門』岩波文庫Ｐ１００〜１０１）

ところで、勝造の病気の捉え方は「症状則療法」観であり、次の引用がよくされる。

「疾病とは有害なる素因を駆逐するために、自然が適応させる処置である」（シデナム〝Disease is a process adapted by nature　for driving out noxious priciples：Sydenham)

「四大原則と六大法則」

勝造が世界中の様々な健康法を実践し、医学文献、仏教、聖書なども渉猟し、１９２２年に完成したのが「四大原則」と「六大法則」であった。いわゆる大正デモクラシーの高揚期に当たる年であった。勝造は最初に禅宗の座禅等から示唆を得たようだが、仏説つまり「釈迦に倣う」ことにより、十則に統一できたのである。

十則のうち「四大原則」は仏教の「四大不調」に、「六大法則」は「六波羅蜜」に示唆を得たものであり、「西医学」が「釈迦に倣う」ことで創始された意味が理解されるであろう。しかし、親鸞の説いた「凡夫」であり、「門徒もの知らず」の私は、これらの教義を知る由もなかった。

さて、「四大不調」の「四大」とは元来「地・水・火・風」を示唆していたであろう。仏教では我々の身体は四つの要素より構成されていると考え、これを四大という。これによって、次に「空」となり、「無」となる状態であり、解脱を意味した。そこで、勝造は「四大不調」に「皮膚・栄養・四肢・精神」を当てはめ「四大原則」とした。これらが健康の元であり、逆に病気の元となることを説いた。同時にこれら四則は単独でも重要だが、相互に絡み合う関係性をも指摘した。例えば、飲酒（栄養）すれば、気分（精神）が高揚しあるいは開放的になり、顔（皮膚）も赤みを帯び、脚（四肢）が覚束なくなる。

次に「六波羅蜜」だが、これは仏陀がガンジス河の此岸から彼岸に舟やイカダで渡る光景を目の当たりにして、示唆を得たと伝わる。彼岸とは「解脱」の境地を意味し、「布施、持戒、忍辱、精進、禅定、智慧」の六修行の結果、得られるとされる。これに示唆を得た勝造は、アーユルベーダやヨガなどを基本に「平床、硬枕、金魚運動、毛管運動、合掌合蹠（戦前の触手療法を代えた）、背腹運動」を創案し、「六大法則」としたのである。なお、科学に造詣の深い勝造は、ニュートンに傾倒し、「重力」を重視し、これは、六大法則の中心をなす理論となった。

　下図の正四面体は西式十則の相互

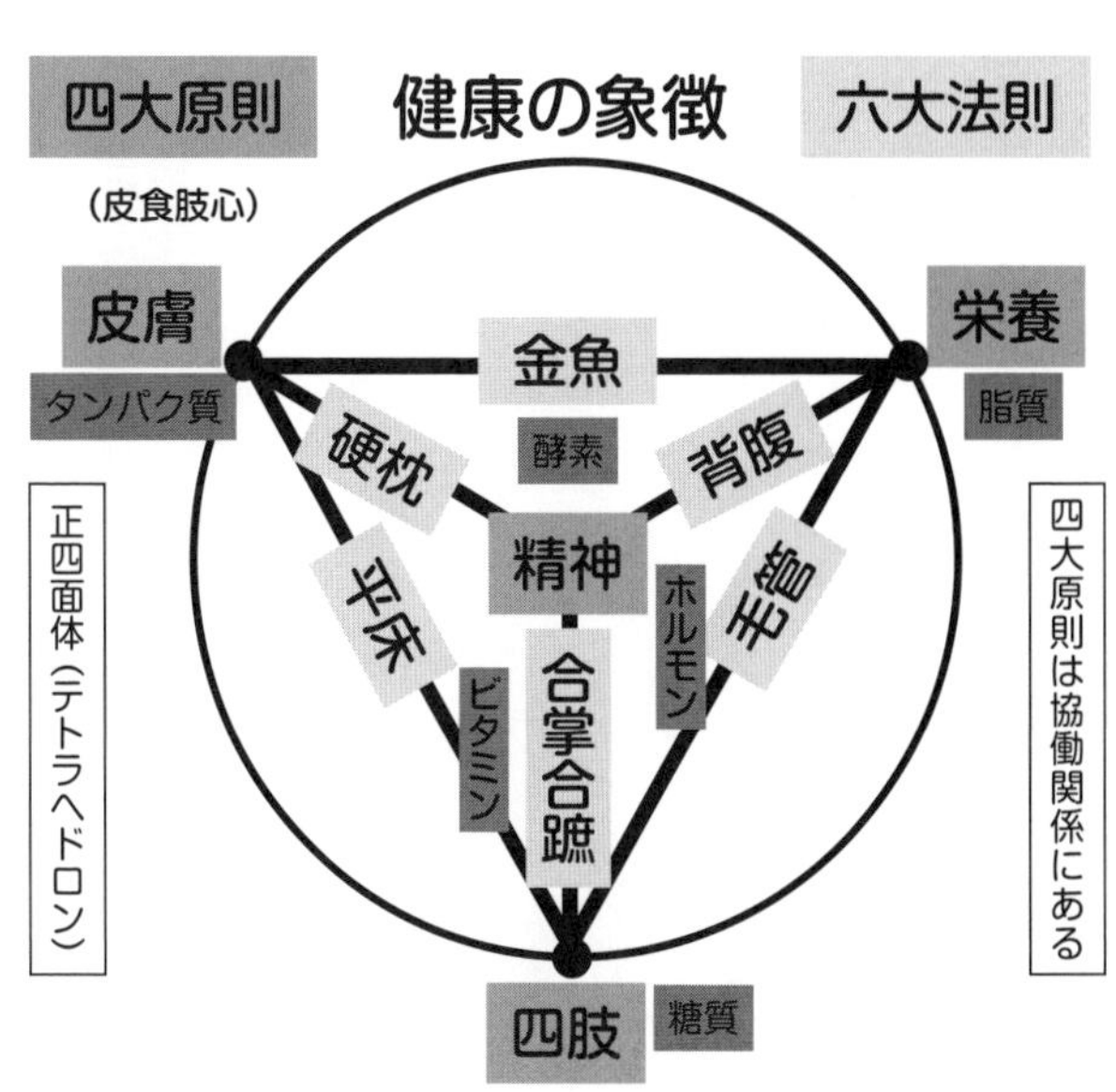

西式十則の相互の関係性と普遍性

の関係性を表現した西式のシンボル図である。四頂点（●）には「四大原則」を、六稜線（太線）には「六大法則」を配置し、また各面には「ホルモン・ビタミン・酵素」を、下面には「ビタミンC」を活力素として配置したのである。これら十則の重要性、互いに協働し合い、絡み合った関係が読み取れるであろう。

四面体：最小の素材（4点、4面、6本の線）で、3次元空間（宇宙）を構成する基本（最小）要素（バックミンスター・フラー）

西勝造の略年譜

1884（明治17）年3月15日　誕生（頭に袋を被り、間引予定であったという）

1899（明治32）年（16歳）　名医の死の宣告（腸結核20歳までの寿命）

求道生活「聖書」「禅」＝「私は言葉どおり青春の身を張って、死の克服に奮闘努力した」

（西医学健康講座　第一巻　西医学健康法「六大法則」西勝造著　昭和30年6月10日第二刷発行　健康日本舎「序」1953・7　サン・パオロ）

1902～04年（19歳～）　工手学校土木科（ニュートンに傾倒）

1907（明治40）年（24歳）西医学の基礎（左右揺振運動）結婚
1913（大正2）年（30歳）セメント注射法（事故失明寸前＝断食）
「皮膚」「足」「食物」の研究
1917～19年　コロンビア大学留学（隧道工学）
1919（大正8）年（36歳）六大法則完成
1922（大正11）年（39歳）西医学完成・創始（理論整備）
　大正デモクラシー　アインシュタイン来日
1927（昭和2）年（44歳）西医学健康法を発表（上野～浅草間地下鉄開業）
1959年11月21日（75歳）死亡（原因不明／毒殺説？）

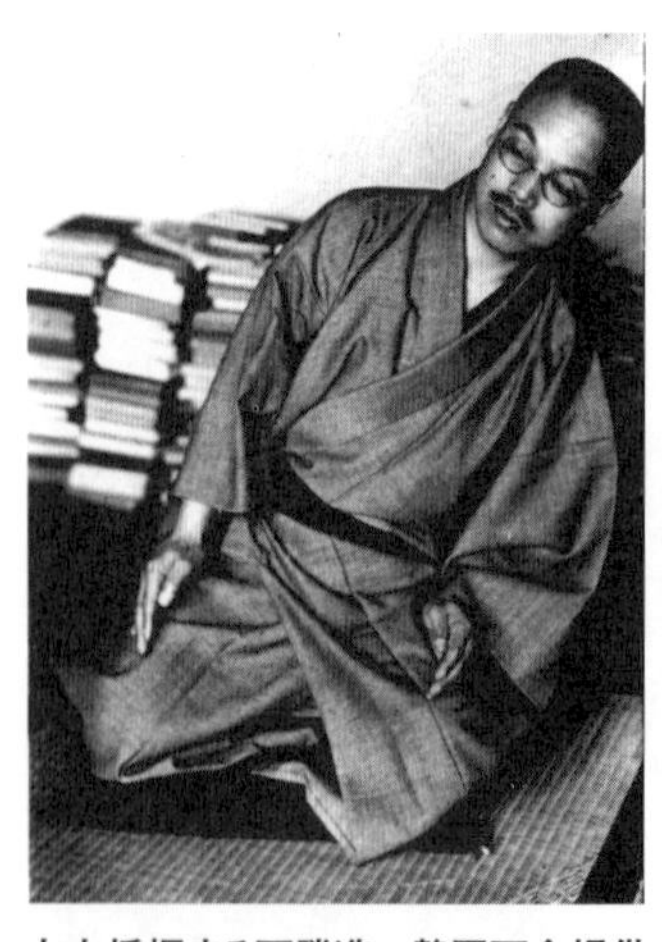

左右揺振する西勝造　静岡西会提供

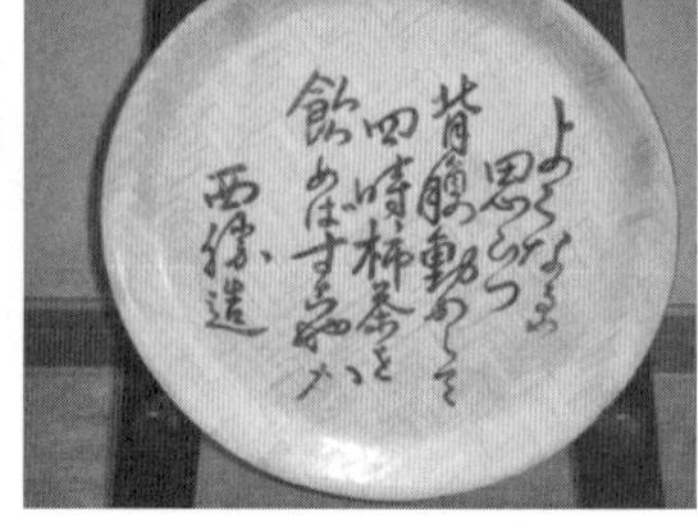

柿茶文庫　（生化学社蔵）

なお、手の位置はヨガでは太ももの付け根に置くようだ。背骨は真っ直ぐに保ち（少し前傾可）、メトロノームのように左右に振ると同時に腹部も出し入れをする。

第1章

西医学の「四大原則」とは？

我々の健康は、皮膚、栄養、四肢、精神の四大条件によって、常に保たれている。これを健康の四大原則と呼ぶ。この四つの健康の基礎概念は、我々の意思によって自由になり、それにより健康にも不健康にもなるという共通の特徴を持っている。

例えば皮膚の場合、我々の意思によって、厚着をして皮膚を温めることもできるし、薄着をして皮膚を鍛えることもできる。温浴も水浴も乾布摩擦も裸ばかりでいることも思いのままに自由にできる。食事にしても、美食も粗食も、大食も少食も断食も、本人の意志によって自由にできる。四肢もそうである。下肢なら歩くことも走ることも、乗車することも自由である。上肢もその通りで、頭を掻(か)こうが、腕を伸ばそうが、握手をしようが、それは自由である。特に精神の自由は、前三者のように物質的な有形的な制限を受けないから、最も自由である。これの成文化されたものが、言論の自由であり、信仰の自由である。何を考え何を思おうと、それは我々にとって全くの自由である。

次にこの四大原則を人類の発達史に就いて考えよう。我々人類が、初めてこの世に現れた当時の顔は、大気を十分に呼吸し山野を跋渉(ばっしょう)し、顴骨(かんこつ)が秀で、これを人相からいえば呼吸型であった。したがって肺病などという呼吸器病は、この世に存在しなかった。ところが生活の必要から食物を貯蔵するようになってきて、消化型が現れてきた。次に食物の不足から、その争奪が行われるようになり、そのためには筋肉の隆々としたものが、いつも勝ちを占めるのである。いわゆる筋肉型優勢の時代である。ところがいくら筋肉が隆々として、栄螺（さざえ）のように外観が立派でいかめしくても、智恵のないものは、知らぬ間に壺焼にされてしまう。次いで現れたのが、智恵が重要な役割をする時代で、これが脳型である。今日の時代は脳型全盛の時代である。

さてこれを四大原則に当てはめると、呼吸型は皮膚、消化型は栄養、筋肉型は四肢、脳型は精神となる。

1.「皮膚」

勝造は「四大原則」の第一に「皮膚」を挙げ、次のように考察する。

「全身の外皮の他に、耳、鼻、肺、咽喉（いんこう）（のど）、食道、胃腸管等の内外皮を含むものである。われわれは母胎の分娩作用によって、この世に送り出された瞬間、最初に外界と接触するものは皮膚であり、皮膚はまた生命の続く限り生体と外界との緊要な連絡器官でもある。特に皮膚の健康は知能の優秀を物語るものであり、また皮下出血は多くの疾病の原因となるものである。」

普通「皮膚」は体表を思いつくが、西医学では口から肛門までの消化管の内皮（粘膜）をも含んでいる。皮膚は外界との美しい「防御壁」であり、「体温を保護」し、汗腺を通して「分泌・排泄」の役割を果たし、体毛や爪も造っている。また勝造は「皮膚ノ作用」として、左のような言説を発表している（山下恵美子氏蔵）。

1. 皮膚ハ身体ト外界トヲ区劃スル防護壁デアル
2. 皮膚ハ寒暖ニ應ジテ体温ヲ保護シテ居ル
3. 皮膚ハ身体ノ外観ヲ美シクシテ居ル
4. 汗ヤ皮脂ヲ分泌シテ、身体ニ不要ナ毒物ヲ体外ニ排泄シテ居ル
5. 汗ノ出口ハ、一種ノ気孔デアッテ、身体ハ肺ニヨッテ呼吸スルト同時ニ此ノ気孔ニヨッテ呼吸スル
6. 汗ノ出口ハ一種ノ気孔デハアルガ、腎肝ノ役目ヲモナシテ居ル
7. 皮膚ノ乳嘴ニ来テ居ル神経ニヨリ寒イトカ熱イトカ痛イトカ痒イトカ疎イトカ滑カナルトカ其ノ他全テノ感ジヲ知ル事ガ出来ル
8. 皮膚ハ栄養ノ貯蔵庫デアル

9．皮膚ハ水ノ貯蔵庫デアル
10．皮膚ハ性器ノ一部デアル
11．皮膚ハ知識ノ根源ノ一部ヲナシテ居ル。
〝皮膚ハ諸病ノ鏡〟
〝眼ハ皮膚ノ代表〟
〝眼ハ心ノ窓〟
〝顔貌ハ遺伝、食物、心ト環境ヨリナル〟
〝顔貌ハ四肢ノ代表〟

「顔貌ハ遺伝、食物、心ト環境ヨリナル」と考察し、個々の顔は遺伝に基づくのは誰もが同意するであろう。しかも、「食物」そして「心と環境」との関連性までも洞察しているのは、勝造ならではである。

なお、「皮膚ハ諸病ノ鏡」との言説に関して、皮膚を筆頭に他の四大原則との関係は次のように整理し得る。

肝臓が完全ならば、腸が健康（逆も真なり）
腸が完全ならば、脳が健康（血液・髄液脳関門の非破壊）
脳が完全ならば、四肢が健康（四肢への正常な神経伝達）
四肢が健康ならば、腎臓・心臓・血管が健康
腎臓・心臓・血管が完全ならば、心身が健康

☆上下まぶたの腫れ…腎臓不調

☆皮膚の機能が知識と精神を左右する（発生学的に皮膚の神経は外胚葉から分化）

また勝造は、惟宗時俊の『医家千字文』（永仁元年＝１２９３年）にある「怠二皮膚微一及二骨髄一夭」（皮膚の微を怠れば、骨髄に及んで早死にす）との言説を紹介し、その重要性を指摘する。

○皮膚は体温を調節する（「三分の寒」）

「われわれの身体の熱は、主として新陳代謝によって生じるものであるが、もし体熱が体外に放散されずに体内に蓄積されるとすれば、体温は段々高くなって、遂には高い熱の為

に死ぬことになるであろう。ところが幸いなことに、体温を調節する温熱中枢という器官があって、高まった体熱を体外に放散して、適当な体温に調節してくれる。体熱を体外に放散するに際して、皮膚はその80～95％の役割を果たすのである」（『健康法』ｐ44）

☆世界の衣服で最高のものは、韓国服チマ・チョゴリ

☆朝の目覚めた時の体温は、35℃台なら健康

（脚の故障、ちょっとの風邪でも、１週間は寝るとよい）

☆発汗作用…体温調節・腎臓の負担を軽減する

（毒素を出す）。

☆自由を束縛すると、冷や汗をかく。

○水分の排泄

生体から失われる水分量は、大人1日に２５００グラムといわれる。したがって、生体は同じ２５００グラムの水を１日に補給する必要がある。一部分は食物や飲料があるので、生水としての必要量は、１日に１５００～２０００グラムとなる。下の表は、全く発汗したと意識し

汗の成分表

水　分	食　塩	尿　素	ビタミンC その他有機物
99.00%	0.3 ～ 0.7 %	0.086 ～ 0.173 %	0.127 ～ 0.614 %

（参考　汗と尿の成分比較表）

ない場合の汗の成分表である。生体は不感蒸発といって、常に水分を蒸発させている。

発汗部位と疾患部位

発汗部位	疾患部位
額の発汗	疲労
目の周囲の発汗	膵臓（すいぞう）
目の下（觀骨）の発汗	胃
鼻頭発汗（冬でも）	心臓病
首の周りの発汗	呼吸器
耳の後ろのくぼみ	肝臓
口の周囲・顎（あご）	腎臓
臀部・尻・大腿・腰	腎臓
掌（てのひら）（冬でも）	甲状腺
冷　汗	宿便・極度の衰弱
寝　汗	アンモニアガスと一酸化炭素が発散せぬ前に化合する
べとべとした汗	食塩過剰
湿っぽい掌	気が回る人、物事を考える人
乾いた掌	実行第一の人
掌・足・足裏の湿っぽい人	神経質、精神的

皮膚の発汗と内臓の関係

ところで、皮膚の発汗部位から内臓部位の状況を予測できるのであり、「額に汗して働く」のは文字通り疲労状態を示している。

補足すると、発汗によって水分が失われることは、誰でも承知し、水分補給はするが、それ以外にビタミンCなどのビタミン類、カルシウムなどのミネラル類も失われることに誰が気づくだろうか。さらにもう一つ注意すべきはグアニジンの増加である。これは血中に微量に含有される「毒素」で、殺菌作用を有する物質だが、増加すると「尿毒症」となる。しかし、水の補給によってそれは解消される。

勝造の指摘した「皮下出血」は、主にビタミンC不足による皮下の毛細血管が壊れて滲出したものであり、万人がビタミンC欠乏症であると喝破した。いわゆる「青あざ」である。

西式特殊療法

ここで、西式独特の療法をいくつか紹介したい。必ずしも、勝造自らが創作したわけではないが、工夫し、実施しやすくしたものである。皮膚を丈夫にするといえば、タオルなどによる乾布摩擦を想起するが、これはかえって皮膚を傷付けることになり、西式では勧めない。西式には「風浴」と「温冷浴」の二種がある。「風浴」は別名「裸療法」「大気浴療法」とも言い、裸体の状態で全身を毛布などで覆ったり、脱いだりして、裸体と着衣を交互に繰り返すこと、ほぼ30分に及ぶ。

一．風浴（裸療法）

春（3～5月）と秋（10～12月）に実施する。なお、「夏季も必要であり、効果は夏も冬も同じである。皮膚の浅在静脈の収縮拡大を起こさせ、皮膚による炭酸ガス排泄を完全にする方法である。裸体のままでは、浅在静脈の過度収縮となり、炭酸ガスの排泄が阻害されると、神経痛、リュウマチその他の障害の原因となる。」（『西式質疑応答集』26）としている。

実施方法（裸体時に金魚・毛管・合掌合蹠・背腹運動を実施する）

（a）健康者は裸体時に腕や脚等こわばった箇所を指先に向かって摩擦し（20、30秒）、次に金魚（40、50、60秒）、毛管（70秒、外転・内転・前後と80秒）、扇形（90秒）、上下

（100秒）、合掌合蹠（110秒）、背腹運動の準備運動（120秒）等の運動を行うとよい（下の表、3回目以降は矢印省略）。

（b）時刻は原則として、日の出前と日没後（夜間）が最適である。日の出前は紫外線を吸収し、日没後は赤外線を吸収する。しかし、病弱者は最初正午頃から始め、次に午後3時頃を2回とし、一番暖かい時刻を選んで行う。漸次30分ないし1時間ずつ繰り上げ、また繰り下げて日の出前と日没後に近づける。

（c）最初の脱衣時間を20秒としたのは、20秒が人間の血液循環の時間だからである。裸療法を行うと、血液循環は段々速くなって最後は18秒にまでなる。そこで平均して20秒とした。温冷浴でも速くなる（以上西勝造「精神作用と健康について」）。

（d）大気浴療法を続けて行う場合は30分以上の時間をあける。

（e）食事の前後30分と入浴後60分は行ってはいけない。

（f）初めて行う人は、1日目は70秒で終わり、2日目は80秒と徐々に増やす。

風浴の実施方法

回数	1	2	3	4	5	6	7	8	9	10	11
裸体の時間(秒)と運動	20 摩擦	30 摩擦	40 金魚	50 金魚	60 金魚	70 毛管	80 回転	90 扇形	100 上下	110 合掌合蹠	120 準備運動
			交互に繰り返す								
着衣の時間(分)	1	1	1	1	1.5	1.5	1.5	2	2	2	着衣

必要な理由

①皮膚の免疫力を活性化する。したがって、炎症性の疾患（腎盂炎（じんうえん））やガンに奏効。

②皮膚呼吸。

「気体の多くは、かなり自由に皮膚を通過できる。（略）マスタード・ガスや最近開発されたサリンは、皮膚を通過する生物用兵器だ。皮膚はごくわずかな呼吸を行い、1時間約150mlの酸素を空気中から吸収し、体内の化学反応の結果出てくる、ほぼ同量の二酸化炭素を排出している。この交換は、体の行うガス交換の約0・5％にすぎず、残りの99・5％は肺で行われる。（略）体の外表面や肺、消化管、膀胱（ぼうこう）や外界と接する体腔（たいくう）の内表面は、すべて同じ上皮細胞で構成されている。」（ジョン・レニハン著『人体エンジニアリング』森林書房、p71）

③寒冷刺激により、体温維持のために体脂肪の燃焼が促進される。

④寒冷刺激による皮膚の静脈管の収縮により、血液循環が促進される。

二．温冷浴

釈迦の降誕記に示唆を得た勝造は、健康法に取り入れた。

「難陀竜王、優波難陀竜王、虚空の中において、清浄の水の一は温、一は涼なるを吐きて太子の身に注ぐ。身は黄金色にして三十二相有り。大光明を放ちて、普く三千大世界を照らす」（『因果経』）。

「生まれてから五週間以内に暑い、寒いなど苦痛の体験のない子は成人してからも、忍耐力に欠ける」（『サイエンティフィックアメリカン』）という報告もある。

方法

次頁の表や49頁のイラストのように水浴1分から始めて、次に温浴1分と水と湯を交互に繰り返し、常に水浴1分で終わる。水から始める時は、1回目、または7回目で終わり、湯から始める時は、6回目の水で終わる。5回未満では効果薄く、9回以上はあまりしない。しかし、時に大きな疲労を回復するため、15回ぐらいして、水から上がることもある。浴後は、乾いたタオルでよく拭い、空気に曝して、乾かしてから着物を着る。

石鹸で身体を洗う場合は、あらかじめ泡を十分たてたタオルを用意しておき、3回目の冷浴が終わった直後に、そのタオルでさっと擦りする。身体を洗う時間は3分以内にし、湯で泡を流してから、温浴槽に入り、普通の温冷浴に戻る。皮膚表面の収縮拡大を繰り返し、冷浴直後で皮脂腺も絞られて、脂肪分が表面に浮き出てくる。そこで、さっと擦るだけでよい。泡を長い時間つけていると、皮膚表面から吸収し、腎臓に障害を起こすおそれがある。

水温の範囲を15℃ないし25℃とする（毛細血管の収縮は25℃（クーラーでは24℃）以下で起こる。「23℃を水と湯との作用の境」（『西医学』１９７６．７p76）と記されているのもあり、冷たい方がよく、神経伝達物質のアセチルコリンが活性化される）。湯は40℃ないし41℃。熱くても42・6℃までとする。それ以上は酸素の消耗が多くなり、障害を起こす（『西医学』１９７６．７）。ちなみに、細胞死は45℃で起こり、ガン細胞は42・5℃で死ぬ。皮膚病等の場合には、温浴時にスイマグ（西式唯一の「下剤」）をへそから入れ、水風呂には野草を入れるとよい。いずれも、生食によってグローミュー（64頁参照）を造る必要がある。なお、2分間以上の

温冷浴のやり方

摘要＼回次	第１回	第２回	第３回	第４回	第５回
水	１分 運動	１分 運動	１分 運動	１分 運動	１分 運動
順序	↓ ↗	↓ ↗	↓ ↗	↓ ↗	拭う　乾かす 着衣する
湯	１分 静止	１分 静止	１分 静止	１分 静止	—

（飲水可→）

温浴は心臓によくない。（日射病の場合、足に水をかける）

わが家の水槽（左）と湯舟（右）

■温冷浴の応用

①普通の結核は辛子（からし）湯による脚湯（発汗法）

辛子の量は二人風呂にお椀一杯の辛子を練って入れる。

②粟粒（ぞくりゅう）結核は海水の湯による脚湯

温冷浴療法

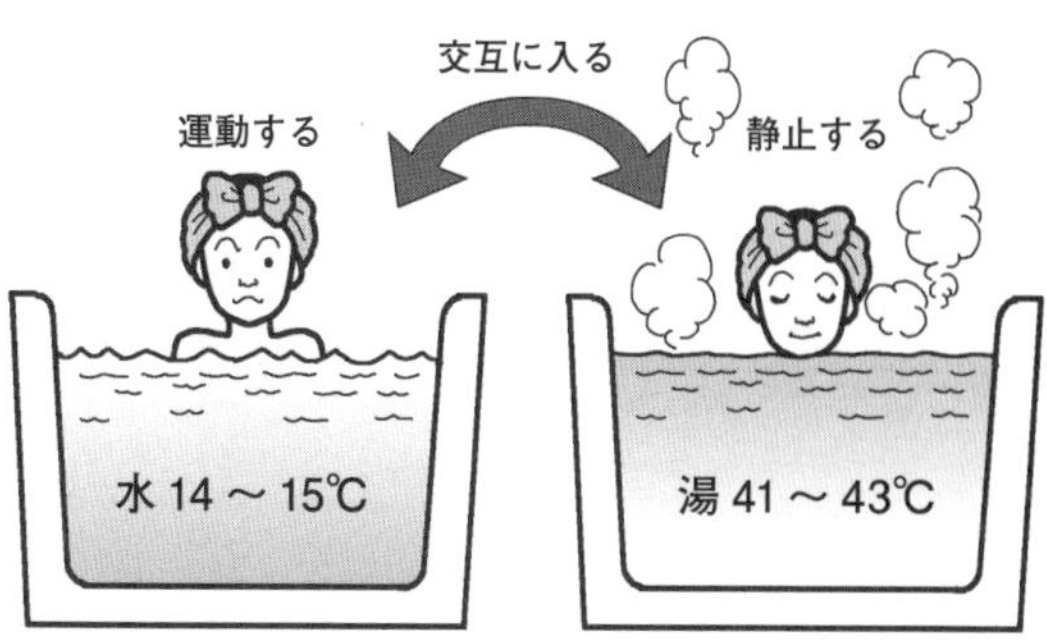

食塩の量は海水と同じ割合とする。

③小児が疫痢（えきり）および回虫で意識を失った時、辛子湯の温冷浴をする。

④過労の場合、21〜31回の温冷浴を行い、蓚酸（しゅうさん）の余分に多い生野菜を食べる。疲労感物質ＴＧＦ‐β（Transforming-Grouth-Facter）の増加を血液循環によって解消する。

⑤入浴前の飲水はいけないが、２回目からの湯の中での水の飲用は循環によい。

⑥蕁麻疹（じんましん）の場合、柿茶を事前に飲み、就寝前に温冷浴を行って寝る。発疹はいったんひどくなるが、直（す）ぐ快癒（かいゆ）する。

■温冷浴時の理想的な脈拍差は35回

理想温における 温浴時と水浴時の脈拍数の差の理想は35以上あることが必要である。例えば、41℃の温浴で１分間に75回とすれば、その差は75−35＝40回となり、これが健康体で、グローミュー（64頁参照）も完全に働いていることになる。

■簡易（代替）温冷浴法

足首だけの冷浴と全身の温浴でもよい。

シャワーの場合、足先から肩まで30秒でよい。

（西式出産法）

小椋蔓代「赤ちゃん」（大阪西会指導員、『西医学』より）

四十歳で初婚の御婦人が結婚後間もなく妊娠され、ご本人はこんな年で初めてのお産は難しいでしょうからどうしようか、と心配していられたのですが、ご主人が熱心な西式実行者で色々と話されても中々信用されないので、とうとう依頼を受けまして御宅に伺いました。

西式では、四十五歳、五十歳、六十歳でお産をされた方もございますと話しましたところ驚かれましたが、妊娠は病気ではないから、正しい日常生活を守られれば大丈夫ですから、是非お産みなさい、折角さづかったものを、と色々実例を話しまして、妊娠中の注意としては、合掌合蹠、柿茶の飲用、足首の交互浴、脚及足の運動を欠かさず励行されること、新鮮な生野菜食と適当に小魚類を食べて、カルシウム分の摂取をされる事等、注意しておきました。

産婆さんにも西式による出産の時の注意を次の通りお話し致しました。

娩出後、臍帯を切断して平牀（平床）上に晒木綿を敷き、其の上に一時間四十分そのまま放置しておく（卵円孔が塞がる時間）。その時の室温は摂氏十度乃至十三度位を保つこと。そうしているうち胎盤の排出があるから、先に産婦の後始末をしてしまうこと。

赤ちゃんは一時間四十分放置した後、盥に摂氏四十度の湯を用意して、産児を天笠木綿に包んで、この湯の中で充分に温める。そうして赤味が出て、充分温まって、赤ん坊の色が出たら、よく産湯で洗浄し、次に別の盥に摂氏三十度の水に一分間、次に摂氏四十度の湯に一分間、と交互に、水、湯、水、湯、と七回行い、よく乾いたタオルで拭い、産着を着せて、平牀の上に木綿布一枚とシーツを被せた上に寝かせて適当に、季節に応じて掛布団（と湯タンポ）をする。

第二日は、水の温度を二十八度、第三日は二十五度、第四日は二十三度、第五日は二十度、第六日は十八度、第七日は十六度、と下げて行き、後は湯が四十度、水が十六度位で毎日産湯を行うという事を説明しお願いしました。…処がなかなか理解の深い老獪な産婆さんで、とても気持ちよく、是非やらして頂きます、と気持ちよく引き受けて下さいました。

其の後、妊婦は先ず何事もなく経過致しましたが、八ヶ月目にふとしたことで逆子になったので、産婆さんが直されるのですが、又戻ってしまいますので、「致し方がないから逆子のまま産みなさい」と、産婆さんがおっしゃったそうですが、それも三日間懸命に合掌合蹠をされたら元通りの位置になりましたので、産婆さんも合掌合蹠の偉力に驚いて居られました。

出産の際、早期破水で羊水が先に出てしまって、産児の顔が見えているのに、中々産まれないので、産婦の足を手ぬぐいでくくって合掌合蹠を行いましたが、直ぐ産声（うぶごえ）をあげて元気な赤ちゃんが産まれました。其の後成人も人一倍

胎児の血液循環模式図

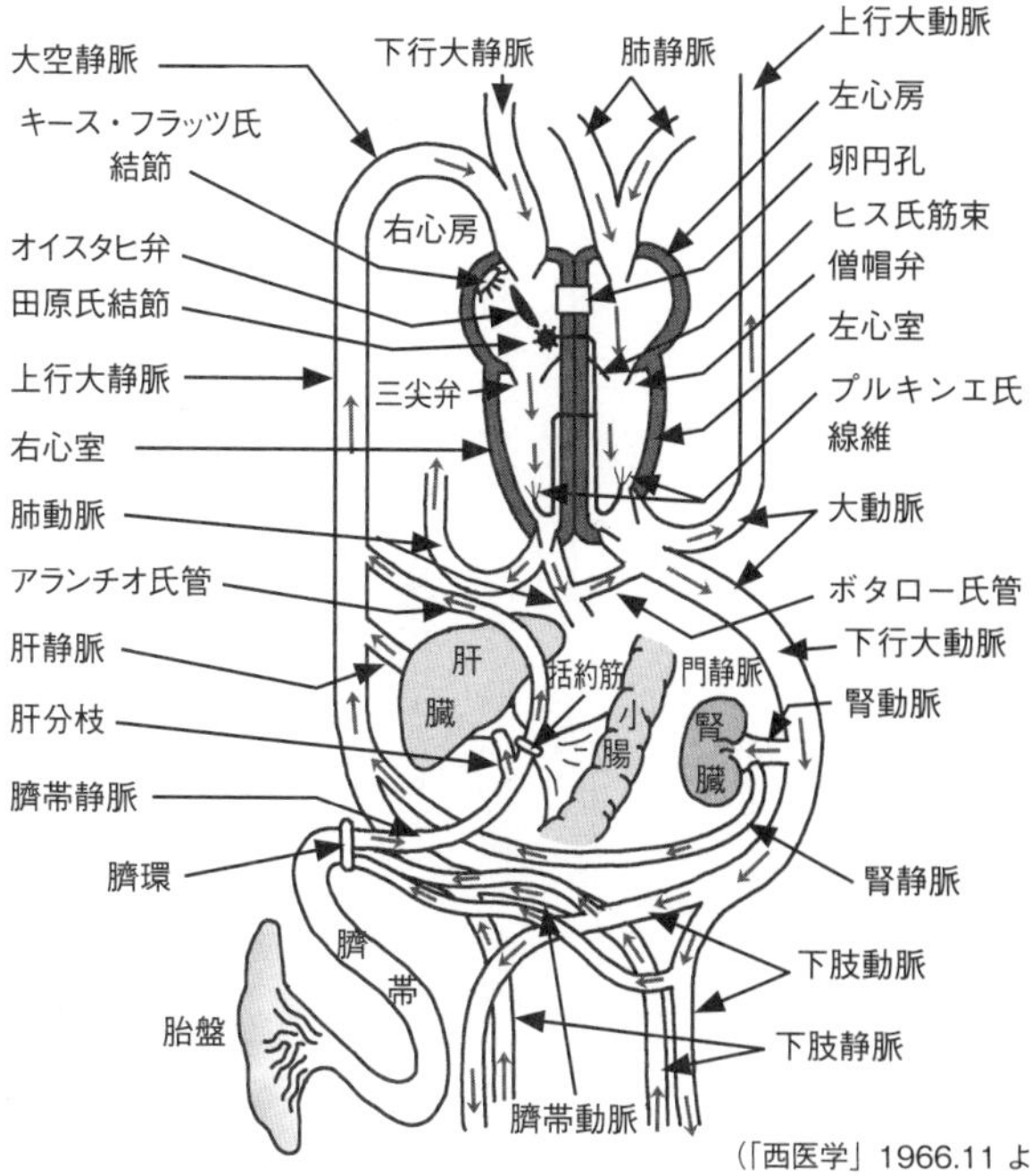

（「西医学」1966.11 より）

早くとても健康で毎日家族中が西式を実行される様になり、赤ちゃんを中心に明るい西式生活をされておられます。

三、脚湯と手首足首の交互浴

次頁の図（右）は風邪などの時の発汗を促す20分脚湯法（膝から下）を示している（同時に肺炎を予防するため、胸部辛子湿布をする）。

次頁の図（左）の手首足首の交互浴の場合は、水と湯の二槽を用意して、交互に1分ずつ手首あるいは足首をつけるか、手首と足首を同時につける。例えば、腎臓の不調の時は、30分間、足首の交互浴を実施する。仰臥の姿勢は、人体の腎臓の位置と二槽内の足首の位置を同じ平面にするためである。

■脚湯時に用意するもの

両足のふくらはぎまで入るバケツ、深めの容器2個（1個はお湯用、もう1つは水用）

○お湯（40℃～43℃まで）

○温度計

○乾いたタオル
○水（常温）
○ビニールの大きめのもの
○毛布

■方法

①バケツ等に40℃の湯を満たし、仰向けに寝て両足ふくらはぎまで湯に浸す。膝から上は毛布で十分に保温する。
②40℃から始め、５分ごとにやかんで差し湯して１℃ずつ上げていく。バケツ内の温度が同じになるように混ぜる。
③40℃を５分、41℃を５分、42℃を５分、43℃を５分というように連続20分脚湯し、発汗させる。最後は水に２～３分ぐらい足首まで浸ける。
④水分を十分に拭き取って、暖かくして静かに横になる。
⑤発汗が終わったら着替えをし、発汗によって失われた水分、

脚湯

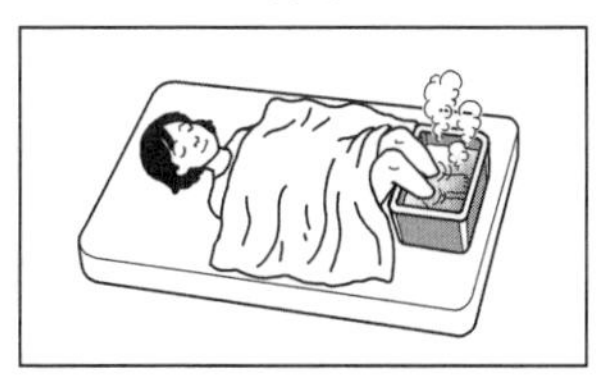

交互浴

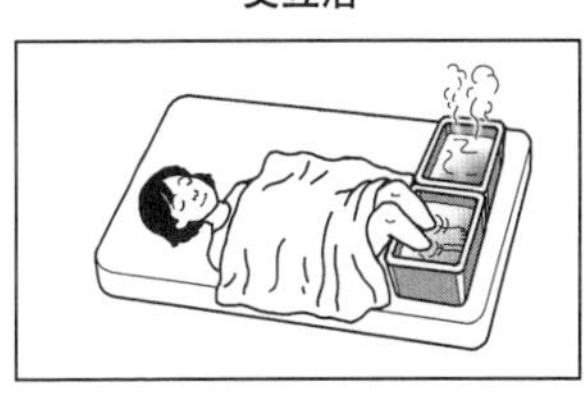

塩分、ビタミンCを2時間以内に補給する。柿茶を飲むとよい。

四．辛子療法（辛子浴・辛子湿布・辛子泥の三法がある）

西式では食物を療法に利用しており、その代表例は「辛子」である。辛子粉の辛子成分は加水分解されてはじめて発生する。粉のまま使っても辛くはならない。辛子粉と水をよく掻き混ぜるほど反応が進み、辛みが増す。熱湯を使わず、ぬるま湯（55℃で活性化）で練るのは、加水分解酵素が熱に弱いためである。だから加熱する煮込み料理には、辛子は向かない。また、揮発性の辛み成分を逃がさないために、練った辛子は器ごと逆さまにしておく。すり鉢を裏返しにして、炭火でさっとあぶったりすると、辛みがさらに強くなる。

1．辛子浴

脚湯の場合に、湯に辛子を少量混和して用いる。特に月経痛に悩む女性、性質短気な人に対して頗る(すこぶる)効果がある。

2．辛子湿布法

辛子泥は最も即効を現す療法である。普通１００グラムの辛子に対し、同量の湯１００グラムを加えて練り鉢で練る。最も効能を現す練り湯の温度は55℃であって、70℃になれば、効を減じ、１００℃以上または35℃以下でも効果がない。打撲などで痛みが引かない場合に貼付すると、効能がある。

a．脊柱辛子湿布

急な吐き気や体調が悪い時に脊柱(せきちゅう)に施す。

脊柱に沿って約６センチ幅ぐらいの辛子泥を貼付(ちょうふ)する時は、頑固な喘息(ぜんそく)に対して特効がある。これは普通１日に１回とし、５分ないし10分以内に発赤(ほっせき)する如(ごと)き条件の下に、隔日に用いること３、４回に及ぶ。常に病弱な人、常に皮膚の色艶(いろつや)の悪い人に応用しても効果が多い。

b．胸部辛子湿布

胸部に貼付して、皮膚が５分間以内で発赤するのは健康体であって、皮下のリンパ液の移動が鈍いほど、血液の誘導が悪く、発赤が遅い。また、いったん発赤した皮膚が容易に褪色(たいしょく)しないものほど健全であるが、20分以上でなお容易に発赤しないもの、および発赤しても直ちに褪色消失するものほど重症に近い。かかる人に対しては脚湯を施し、同時に辛子泥を施す必要がある。回数は普通1日に1回であるが、時には2回することもある。

胸部に辛子泥を貼付した場合、胸部に発赤せず、かえって背面に発赤するのは、疾患部が背面に近い内臓に占拠するものであるから、注意して検視する必要がある。

気管支炎、肺炎カタール、風邪などの咳嗽（セキ）に対して特に有効である。脚湯を施しながら、同時に胸部の皮膚に和紙を敷き、その上に辛子を溶いた湯に浸した手拭いを畳んで載せ、その上になお和紙を載せ、さらにその上に乾いたタオルで覆って、他の寝具が濡れないようにする。

この辛子湿布を用いること3分ないし5分の後、皮膚に発赤を現すから、その時直ちに除け去り、次にタオルの温湿布を約30分間施す。その間、タオルの温度が下がったなら、他の温タオルと2、3回交換する。

なお、咳嗽の出る時は、朝の起床に際して3、4回も施せばよくなる。辛子は和辛子、薬用辛子がよい。また、風邪のために、単なる腰痛を起こした場合、その疼痛部（痛むところ）に貼付しても非常に効果があり、また、咽喉、肩等にもよく効くものである。辛子泥によって皮膚が荒れた場合には、「スイマグ」を塗布すればよい。

■貼付の方法

55℃の湯と同容量の辛子とを練り、手拭いまたは晒し(さら)に約3ミリの厚さに塗布し、患部の皮膚にガーゼを載せ、これに辛子泥布を添付し、上を油紙で覆い、2、3分後に時々皮膚の発赤の程度を検視し、適当な時にその適用を中止する。これを火の上で温め、背中の貼付に4、5回用いて差し支えない。

■自分でできる辛子湿布の作り方と使用方法

風邪、気管支炎、扁桃炎(へんとうえん)、結核、喘息などの呼吸器疾患、その他できもの以外の急性炎症などに効果がある。

■用意するもの

○辛子（和辛子、洋辛子どちらでもよい）
　100グラム～150グラム（成人の場合）

○小麦粉

○晒しなどの布、または料理用ペーパー

○お湯（50～60℃）
○ビニール袋
○毛布
○ガーゼ

■方法

①辛子と小麦粉の割合

成人　辛子1：小麦粉0

皮膚の弱い方　辛子1：小麦粉1

幼児（6歳以下）　辛子1：小麦粉3

赤ちゃん（2歳以下）　辛子1：小麦粉4

②辛子と小麦粉を50～60℃のお湯で練り、ベタベタの状態のものを布または料理用ペーパーに3ミリ程度の厚さに塗り広げる。

③上からもう1枚ガーゼを当て、ガーゼ側を胸部または、背中に広く湿布する。

自分でできる辛子湿布の作り方

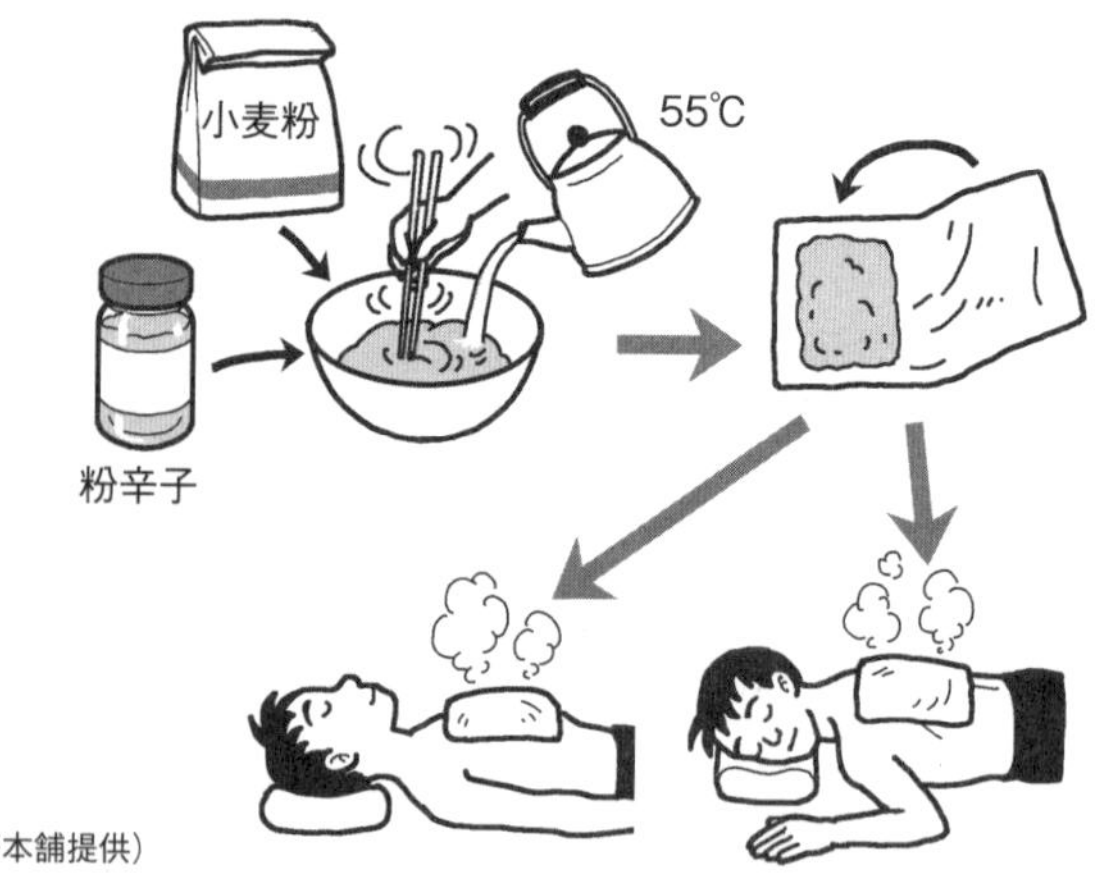

（柿茶本舗提供）

④湿布の温度が下がらないように湿布の上にビニールを置き、毛布をかけて全身を温める。

⑤実施時間は大人10〜15分ぐらいで、少しめくってみて皮膚が赤くなっていれば効果があったということ（発赤確認）。

⑥１日１回、朝か夜に行う場合は胸に、昼に行う場合は背中に湿布する。場合によっては２回実施してもよいが、胸と背中を同時に施さないで、１日おきにする。

五．芋湿布（里芋パスタ）

打ち身、捻挫（ねんざ）、リウマチ、神経痛などの炎症・痛み、腹水、腫（は）れ物などに効果がある。

ただし、芋（いも）にかぶれる人はスイマグを事前に塗る。

■自分でできる芋湿布の作り方

材料　生の里芋（１００グラム）　小麦粉（１００グラム）　ひね生姜（20グラム）　天然塩（20グラム）

①里芋を洗って、水を切る。

②芋の皮のひげが少しこげるぐらいの火であぶる。

（こうすると患部が痒くならない）

③芋の皮をむいて、すりおろす。
④生姜もすりおろし、芋に加える。
⑤小麦粉、塩を入れて、こねる。小麦粉の量は里芋の量によって調節する。
⑥布または料理用ペーパーに3ミリ～5ミリくらいの厚さにのばし、その上にガーゼを当て、ガーゼ側を直接患部に貼る。かぶれやすい人はあらかじめ患部にスイマグクリームやゴマ油を塗っておく。
⑦普通は就寝時に貼って、翌朝取り除く。
⑧患部が熱を持っている時は芋湿布が乾き、ガンの場合は毒を吸ってドロドロになる。乾いたりドロドロになったら（3～4時間が目安）取り替える。

■注意すること
1、痒みが強いのは芋の焼き方が足りないためである。
2、どうしてもだめな人はジャガ芋でも代用できるが、効果は下がる。
3、芋湿布はまとめて作り、密閉して冷蔵庫に保管できる。
4、おへそに入らないようにする。

芋湿布（里芋パスタ）の作り方

(1) 里芋はよく洗う。
(2) 里芋を火であぶる。
(3) 里芋の皮をむいて、すりおろす。
(4) 生姜もすりおろす。
(5) 小麦粉、生姜、塩を入れて、ベタベタ状の柔らかさに練る。
塩
小麦粉
練る
(6) 布か料理用ペーパーの上に３㎜くらいの厚さに延ばし、その上にガーゼを置き、ガーゼ面を患部に貼る。

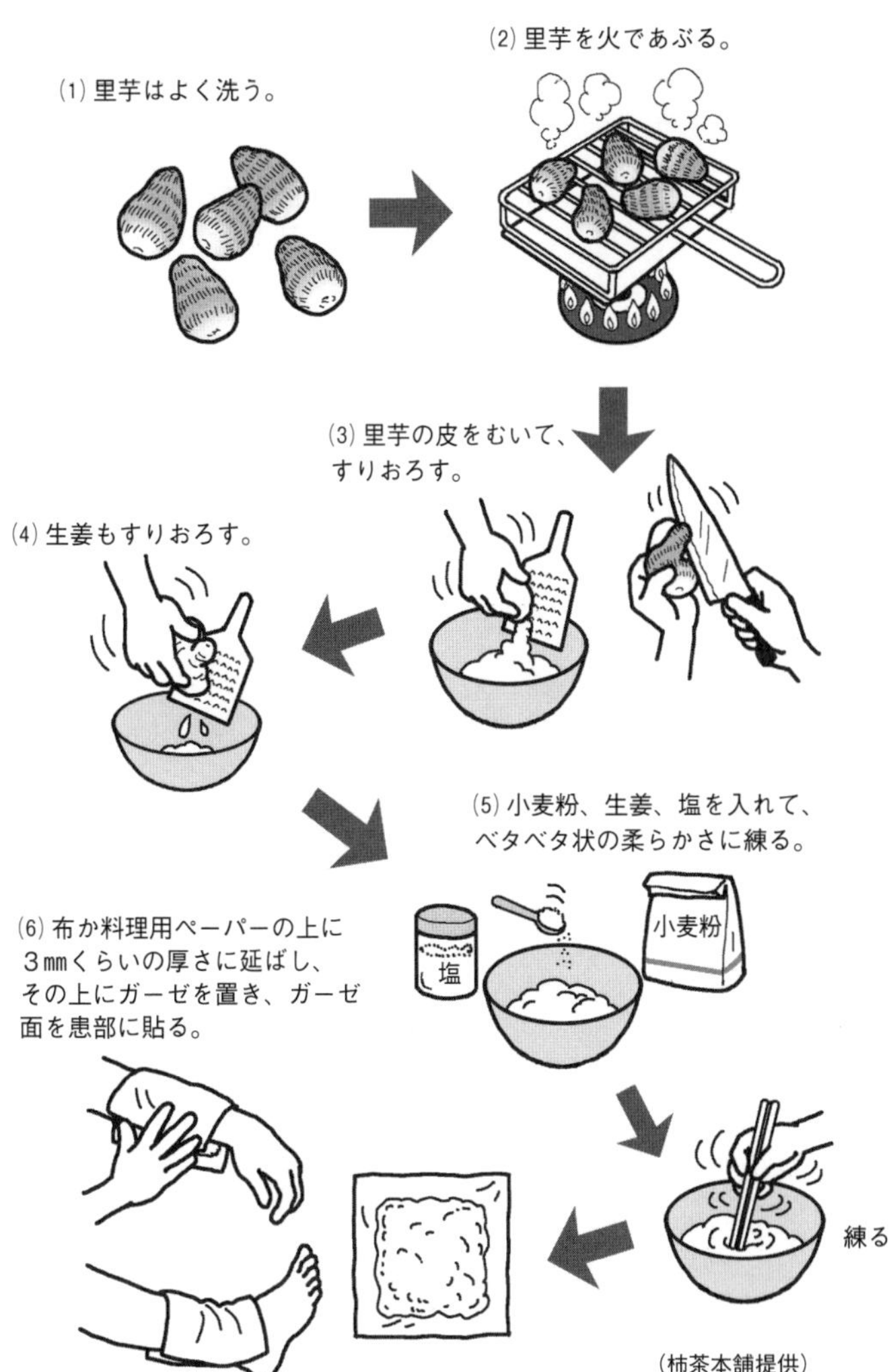

（柿茶本舗提供）

血液循環の原動力は毛細血管にある

動静脈吻合

西式では心臓より毛細血管を重視する。また微小循環のモデル図には「動静脈吻合（ふんごう）」（AVA：Arteriovenous Anastomosis）が図示される場合がある。勝造は発見者に敬意を表して「グローミュー」と名づけたが、これは毛細血管網を経ないで動脈から静脈に直接流入するためのバイパス（Shunt）であり、毛細管の収縮時の緊急用である。毛細血管は直径約0・00009～0・0055ミリ、全身に51億本（今日では190億本とも）が存在するといわれ、またグローミューは長さ1ミリ、直径0・01～0・1ミリとされる。グローミューは毛細血管の収縮する反射、反動力で広がる。広がり方はびゅっと広がり、縮まり方はじぃっと縮まる。また用が済むとじぃっと広がる。

ここで毛細血管とグローミューの発見に至る医科学史を略記する。

- 紀元前300年、アレキサンドリアのカルセドンに住むヘロフィルスが、初めて死体の解剖を行う。特に静脈と動脈の区別を明らかにし、脈拍が血管の働きではなく、心臓の拡大収縮によると述べた。

●ルネサンス初期（14～15世紀）のレオナルド・ダ・ビンチ、「肺の中に分かれている気管支は、その先端は塞がって、決して開いているものではなく、心臓と直接関係あるものではない。決して空気を気管支から心臓の中へ押しやることはできない。」と、ガレン説を根本から打ち破った。

●1628年、ウイリアム・ハーベー『動物の心臓及び血液の運動に関する解剖学的研究』（「血液循環の発見」）

●1660年、顕微鏡学者マルセロ・マルピギーは、蛙の肺動脈に水を注入し、水が肺静脈から出て来るのを確かめ、観察から毛細血管（循環）を発見し、ハーヴィーの血液循環を完成させた。顕微鏡解剖学創始者。

●1707年レアリー・レアリース、動静脈吻合の発見。

●1920年、アウグスト・クローグ（コペンハーゲン大学）は骨格筋における毛細血管の制御機構の発見によりノーベル生理学・医学賞を受賞した。彼は細動脈や毛細血管の開閉による血液循環の制御に関して初めて記述した（『Anatomie und Physiologie der Capillaren 毛細血管の解剖および生理学』１９２４）。

「壁細胞」と毛細血管

今日では電子顕微鏡の発達により、毛細血管を保護する壁細胞（周皮細胞）の存在も確認されている。あたかもミカンなどの袋にまとわりつく「すじ」を想起させる。「壁細胞の内側からアンジオポエチン・１という物質が分泌されていて、血管の内皮細胞の外側にあるＴｉｅ２（タイツー）という受容体と密着していることによって、毛細血管が機能しているのが正常状態とされる。ところが加齢その他の要因によって、アンジオポエチン・１の分泌量が減ってくると、壁細胞の膜が浮いてきて、内皮細胞との間の隙間から、酸素や栄養分が漏れ出して、細胞にまで到達できずに終わる。」（豊岡倫郎「健康を考えるブログ」http://www.kenkou-tudoi.jp/blog/?p=3501）。壁細胞は年齢と共に

壁細胞と毛細血管

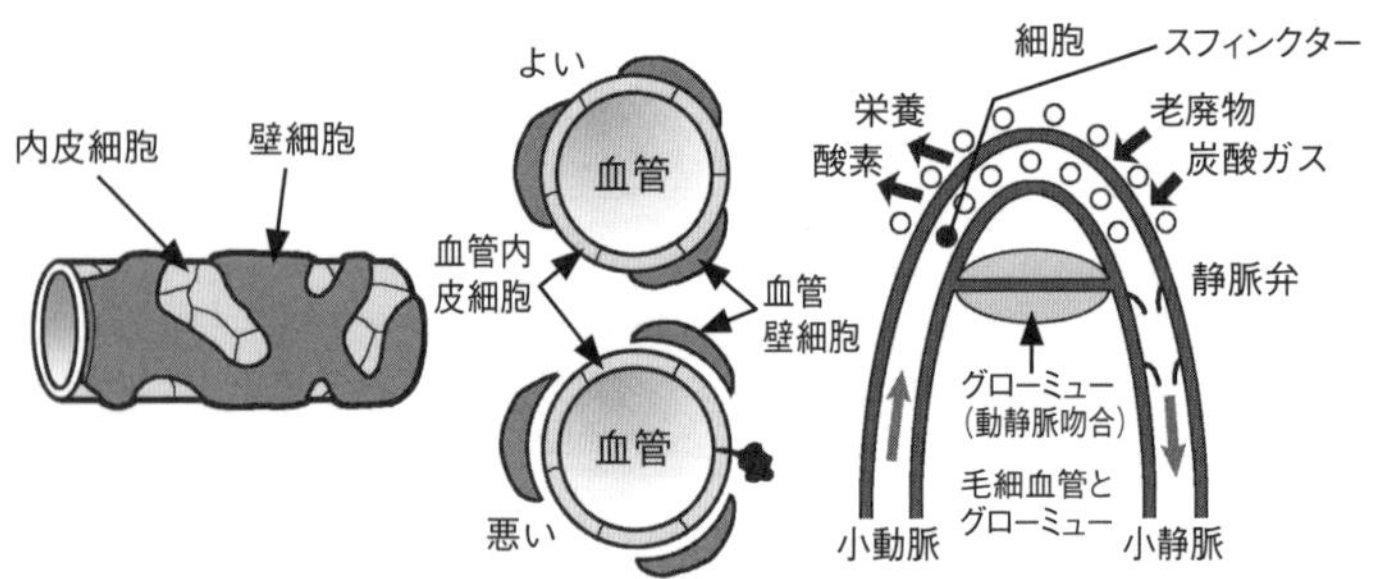

減少し、隙間ができ、高齢者ほど青あざ（皮下出血）ができやすくなると考えられる。

スフィンクター（Precapillary Sphincters）：前毛細血管括約筋

スフィンクターは、毛細血管の出入り口にあるコイル状の小さな筋肉（括約筋）であり、拡張・収縮を繰り返して、毛細血管への血流を調節している。なお、毛細血管が閉じられた場合、毛細血管のバイパスとして「グローミュー」がある。これは組織との物質交換を行わず、小動脈から小静脈へ直接、血液が流れる血管であり、西式で言う「ルージェ氏細胞」が開閉を調節している。

日常のイライラや緊張やストレスなどでスフィンクターが閉じてしまって、全身の毛細血管の血流が悪くなった場合、効率よく開ける方法は、お尻の上の仙骨部分を温めること。仙骨周辺はスフィンクターの機能を司る自律神経の通り道で、温めると、自律神経が活性化し、スフィンクターが開き、全身の毛細血管にくまなく血液が流れ始める。ちなみに、冷え症の人は前毛細血管括約筋が再び開くまで、時間を要する（毛細管の血流が回復するのに時間がかかる）。人間は頸部で外界の温度を感知するので、首をマフラーやタオルなどで温かくすると、手足の前毛細血管括約筋が開いて、手足の血流量が増加し、冷え症は改善される（新藤義晴『万病を治す冷えとり健康法』農文協１９８９）。

ちなみに、温める方法には、蒸気温熱法がある。１日２回、15分ほど。また毛管運動も効果があり、毛細血管の目詰まりを解消する（以上、フジテレビ系「発掘！あるある大事典Ⅱ」２００５年11月６日―第81回「早期発見シリーズ第４弾」）。なお、そばのルチンも冷え症対策（血管強化、血流改善）によいとされる。

「真性毛細血管で物質交換が行われる。前毛細血管括約筋の収縮弛緩が真性毛細血管への血流を調節する。細動脈には交感神経が密に分布し、血流の配分調節に重要な役割を果たしている。」（大地陸男：生理学テキスト．第４版、ｐ２８８、文光堂、２００３より改変）（「血液の分配と微小循環」『図解ワンポイント生理学』、共著者 片野由美　山形大学医学部名誉教授・内田勝雄　山形県立保健医療大学名誉教授）

毛細血管健康度チェック法

左右の耳の中央部分を軸にして、二つ折りにする。その時、耳の後ろ側はどんな感じがするか。「軽く痛みを感じる」、「そこそこ痛みを感じる」、「折っても痛みを感じない」の３パターンがある。耳は毛細血管の密集地帯、痛みを感じる人は、身体中の毛細血管が異常事態に陥っている可能性が高い（以上、フジテレビ系「発掘！あるある大事典Ⅱ」２００５年11月６日―第81回「早期発見シリーズ第４弾」）。

なお、「爪床圧迫テスト」もある。

動脈硬化発見法

合掌のように両手を合わして、親指以外の指を根元までしっかりと組んで、左右の親指をくっつける。これは誰でもくっつくはず。次に合掌と逆に両手の甲を合わして、同じく根元まで指をしっかりと組む。そして親指同士がぴったりと組めるか、をみる。実は親指同士がくっつくと動脈硬化が疑われる。これは靭帯（じんたい）の伸縮性が失われていることを示唆し、靭帯と同じタンパク質が材料なので、正常ならば適度に伸縮する。ゴム紐に例えると、伸びきった状態で、縮むことができなくなっている（以上、「発掘！あるある大事典Ⅱ」２００５年７月３日―第64回「早期発見シリーズ第３弾」）。

静脈還流の重要性

故・日野原重明医師監修『自分で測る血圧Q＆A』（中央法規2003・1・10）の第一章「血圧とは何か」では、特に「静脈系は非常に大きい容量を持っていて、循環の中の血液量の調整に重要な役割を果たしています。」（p16）と、静脈系の役割を重視。血圧とは「動脈内の圧」であるが、「循環している血液量の70％は静脈系に存在し、ここに貯えられた血液がいろいろな行動の際の需要に応じて放出されます。」と、解説。なお、「その他、心臓の中に15％、動脈系の中に10％、残りの5％は毛細血管の中にあります」と付け加えている。つまり、「血圧に関する様々な現象を理解する上で、このことは大変重要なことです。」と、記し、静脈還流を重視し、その促進をはかる運動が西式の重力を利用した毛管運動ということになる。

標準血圧（西勝造著『西医学健康原理実践宝典』より）

通俗的な説明をすると、心臓が収縮した時の動脈内の圧力が最大血圧、心臓が弛緩（しかん）している時の動脈内の圧力が最小血圧、その差が脈圧である。これらの血圧の間の純理論的な比例を算出すると、次頁の表のようになる（標準血圧比：勝造が微積分により証明）。

米国でのフォート医師によると、10万人についての統計では、この比例はほぼ3：2：1となっている。わが国での数千人に関する実測値の平均は1：7／11：4／11になる。

1．年令による標準血圧算出法

男性　最大血圧＝115＋（年令－20）÷2
女性　最大血圧＝110＋（年令－20）÷2

2．血圧の実測値とその比による標準血圧算出法

12歳以上の場合…最大血圧÷最小血圧＝1・57（標準血圧）
12歳以下の場合…最大血圧÷最小血圧＝1・5

例えば、この比が1・37以下となれば高血圧、脳溢血（のういっけつ）、1・83以上ならば低血圧、脳塞栓（のうそくせん）、結核、肺炎，ガン等に冒されるおそれあり。できるだけ1・57に近づけるように努力

標準血圧比

最大血圧	最小血圧	脈圧
3.14	2	1.14
または　1	7/11	4/11

男性の年齢別標準血圧表

単位：mmHg

年令 （歳）	最大血圧 （平均）	最小血圧 （平均）	脈圧 （平均）
5 ～ 10	90	60	30
11 ～ 15	100	64	36
16 ～ 20	110	70	40
21 ～ 25	116	74	42
26 ～ 30	119	76	43
31 ～ 35	121	77	44
36 ～ 40	124	79	45
41 ～ 45	126	80	46
46 ～ 50	128	81	47
51 ～ 55	131	83	48
56 ～ 60	134	85	49
61 ～ 65	136	87	49
66 ～ 70	139	88	51
71 ～ 75	141	90	51
76 ～ 80	143	95	48
81 ～ 100	138	92	46

（女性はこれより一般に５㎜ Hg ぐらい低い）

必要。特に下肢の柔軟法を実行すること。

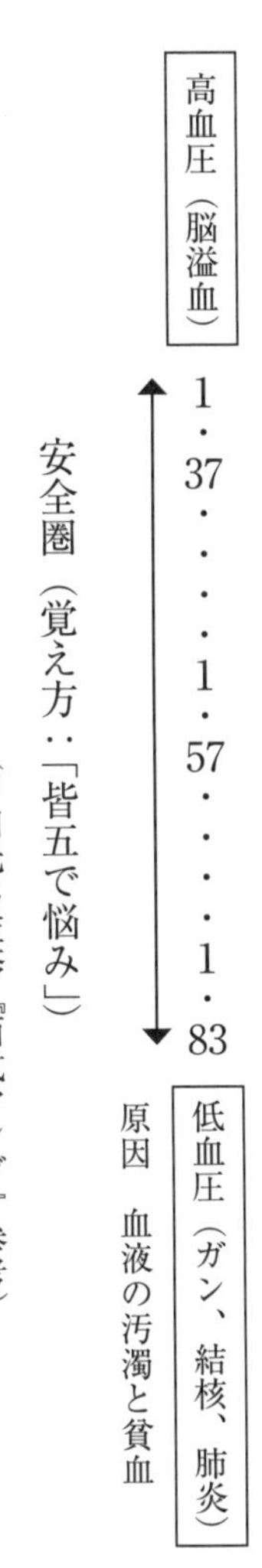

補足説明（西勝造講演録１９３７年５月16日室蘭女子小学校、11月６日母恋共楽座）

「最大血圧に11分の7を掛けますと最小血圧が出ます。最大血圧は、20歳以上の方は、自分の年齢から20を引いたものを2で割って、これに１１５を加えると、この標準が出るのであります。私は今54歳でありますから、

１１５＋（54－20）／2＝１３２

となります。これが私の理想の最大血圧であります。もし、これより低ければ私は糖尿病

にかかっておる。また、もしこれより高ければ動脈硬化症にかかっておりまして、高血圧症、脳溢血になります。卒然と中るのに卒中というのがありますが、気持ちのよいほうです。糖尿病系統のものに風の如く中るというのがある。一名「よいよい」といって大変不便です。私がもし１２０よりなければ、中風になろう。もし１４０以上あれば、私は卒中になろうというわけです。しかしながら、いくら最大が理想的でありましても、他の二つがこれと正しい比例をしていなければいけない。

私の最小血圧は１３２に11分の7をかけた84が理想的であります。そこで許されるべき範囲はどこまでであるかと申しますと、2倍までは許せる。ですから、私は最大２６４になっても死にはしない。しかし、この最小が、やはりこれにつれて2倍にならなければなりません。私の上（最大）が２６４としますと、下（最小）は１６８になっておれば、私は脳溢血に侵されないのであります。しかし、これはあくまで許容範囲であって、理想に近づけておかなければならないことは申すまでもありません。上のほうが理想になっても、下のほうが11分の7とならずに、もし11分の9というような数字が出たら、やはり脳溢血の方です。もし11分の5というような数字が出たら、栓塞に引っかかる。この最小の許容範囲は、最大に対して11分の6から11分の8の間です。（以下略）」

2.「栄養」

「栄養」についても、勝造の言葉を紹介する。

「われわれはこの世に生を享けて、本能的に最初に求めるものは母乳であり、栄養である。食は命なりで、われわれは健康状態と疾病の病状とも勘案して、適切な食品を選定し、常に体液が酸塩基の平衡(へいこう)状態になるように留意して摂取せねばならない」

西式では下記の図がよく表示される。「三大栄養素」は相互に変化することを意味している。

さて、西医学での栄養観は東洋医学の言うところの「医食同源」と同義であり、「食は命」というほど大事である。以上から、西式の食事療法を簡単に整理すると、次の5つとなる。

1.朝食廃止の二食主義（少食＝反カロリー主義）

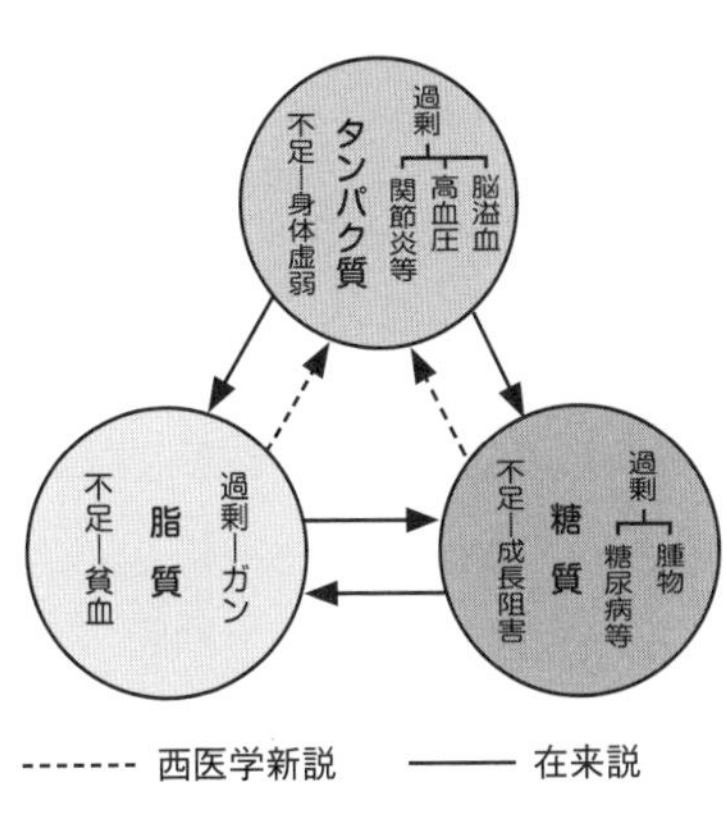

栄養素の交流

2. **酸性食品とアルカリ性食品の調和**

3. **生水の飲用（午前中は30分30グラム主義、午後は柿茶）**

4. **生食療法（コーヒーカップ1杯程度／旧約「ダニエルの書」）**

5. **柿茶の飲用（ビタミンCの補給）**

以下、順不同で説明する。

1. 朝食廃止の根拠（西勝造『朝食無用論』から）

第一は栄養学的な問題である。疾病を引き起こす最大の原因が食べ過ぎにあり、それには、食事の量と回数を減らすことである。第二は生理学的な問題である。朝の起床時は胃が縮まっており、5時間経過しないと、消化器官が完全に働かない。ちなみに空な胃は精神を高める、すなわち頭脳に多くの精力が貯蔵されている午前中が最も能率的である。また慢性の胃腸病が治り、便通がよくなる。つまり消化器官が全体的に健康になり、食事（昼食と夕食）がうまく食べられる。ただし、朝食は生食のみか、あるいは早朝よりの労働の後なら10時30分に食べてもよい。また、60歳以上か4歳以下には無理に勧めない。

午前10時半までは解毒器官（肝臓）や排泄器官（腎臓）の働く時間であるから、食べないで水を飲む（日本の緯度との関係から）。不必要な発汗が減ってくる。

英語のBreakfastは断食を破るというのが本来の意味である。英語は世界的な言語となったが、英語そのものは英国の下層階級で使用される言葉であった。つまり、彼等の伝統的な食生活は昼夜の二食であり、夕食から翌日の昼食までは断食状態にあった。それを破ったのが、朝食であり、その意味でBreakfastとなった。英国に留学したインドの故ガンジーも朝食廃止論者であった。

ところで、人間はどうしても過食に陥りがちであり、「肩がこる」あるいは右側を下にして寝る「寝姿勢」も肝臓に負担をかけたためである。慎独（独りを慎む）はいかに難しいか。それを次のように七則に戒めている。

2．不食七則（少食になる方法＝「食べぬ楽しみをつくりなさい」）

「西医学療法の、特に食事療法に拘っているようではいけない」

①食べたい時は直ぐに食べずに、少し時間をおく。
（他の仕事で気分転換を図る。腹八分目以上は食べるな。）

②食べたくない時は食べるな。

③疲れた時は食べるな。

④怪我した時は食べるな。

⑤病気した時は食べるな。

⑥食物はあっても自分の意思で食べるな。

⑦食べたくても、食物のない時は食べるな。

以上は、「贋腹と空腹」と題して『長命の生理』（西勝造、１９５７年5月）に掲載された。勝造の秘書井上博氏は、自著『六十歳からの生活法』の中で、「腹八分」を守る方法を次のように記している。

「脚の内股の筋肉を伸張させること。過食気味の人は、内股の筋肉が萎縮している。開脚し、ストレッチする」

なお、小椋先生は勝造の言説を次のように伝えている。

「お米を大切にせよ」＝少食にせよ

稲（いね）＝命の根と読む

米（よね）＝世の根と読む

○　少食が肝腎（「食べすぎて良くなった例は知らん」）。

○肩がこるのは過食（右側を下に寝るのは肝臓に負担で過食気味）

○内臓の病気は食べないこと。

○冬期は食事を慎むことで、西式は最小限の実行でよい。

○便秘の時も食べない。

3．食事の理想の標準

玄米か七分搗きの御飯（白米でも可）に、ほぼ同量の副食物を摂ること。

副食物…（生）野菜（30％）、肉および魚類（30％）、海草（30％）、果物（10％）

ただし、生野菜食（すり潰した）の湯飲み1杯分で、御飯2杯分に相当する。生野菜には塩分が含まれているので、あまり海草の摂取に拘泥することはない（しかしヨウ素は必要）。また野菜の生食は100％タンパク質やビタミンが摂れる。煮ると50～90％しか吸収できず、食べやすく美味しいので過食となって、内臓の消化の負担となる。その上、余分の滓をつくり、それらが十分体外に排出できないので、痛いとか痒いとかの種々の病原の症状が出てくる。

4. 色彩療法（Phototherapy）

食事時刻と食品の色彩との関係を示した「標準色帯」がある。

例　11月の色帯照射時間については、Pを下に一コマずらして午前5時からとし、真昼の垂直の線は12時となる。緑色の光線は午前11時から午後2時まで、午後2時からは赤となる。

12月は11月に比べて大変化をきたしている。逆にPを一コマ上げて、7時からとする。午前7時以内は最も紫外線の多い時間帯である。赤の光線（赤外線）は午後4時からとなり、波長が長くなる。この時刻には、長い波長に一致する食物を選んで摂る。

一日の時刻による太陽スペクトル中心帯の移動

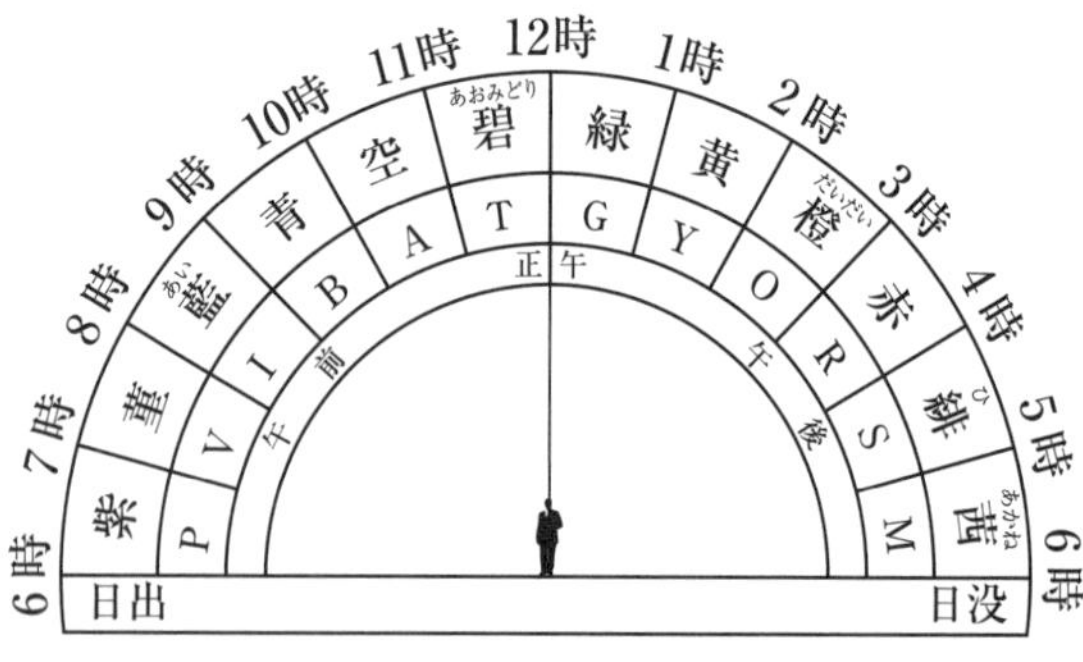

「我々は宇宙（137億年前に誕生）の影響を受けて生存している身体であるから、色帯

生物学は無視できない。その時刻の光線の波長と食物の色ができるだけ合致するように食べる。

朝食は廃止がよいが、食べるなら、紫や菫（すみれ）の色彩の食品を選んで摂るか、混合すれば紫色を呈するものを摂るようにする。

昼食には生食と果物（リンゴや柿はいけない）がよく、青色、青緑、緑色の食物を摂る。太陽が頭上にある時は距離が一番近く、その時の光線は緑色であるから、草木の緑色が鮮やかで、成長力も旺盛である。人間や動物は動くから緑色にはならないが、すべての生物は緑色の光線を好み、それを含む葉緑素の恩恵を無視してはいけない。生野菜として青野菜を食べることは、太陽光線の放射エネルギーをそのまま摂取する

太陽スペクトル中心帯

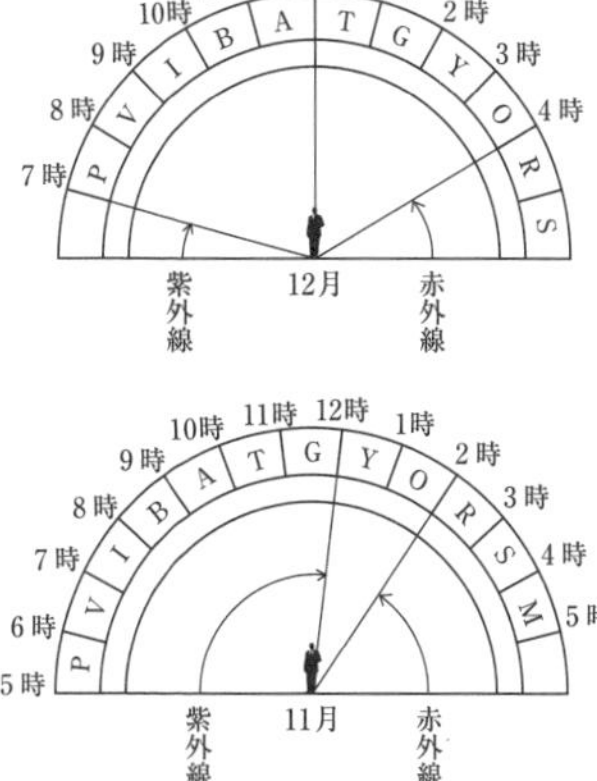

時刻と分光

時刻（5、6月）	分　光
AM 6-7時	紫（Purple）
7-8時	菫（Violet）
8-9時	藍（Indigo）
9-10時	青（Blue）
10-11時	空色（Azure）
11-12時	青緑、碧（Turquois）
正午　1時	緑（Green）
PM 1-2時	黄（Yellow）
2-3時	橙（Orange）
3-4時	赤（Red）
4-5時	緋（Scarlet）
5-6時	茜（Mader）

ことになる。また、卵やカレー等黄色の食物も昼食時に摂るとよい。緑色でない場合でも、緑系統の電灯（カバーでもよい）を点灯し、緑色を反射させて食事すればよい。ちなみに、昼食後の10分程の午睡は長命の基である。

夕食には赤みがかったものがよく、赤い刺身や人参等がそれである。人工的に照明には赤系統（薄桃色）の電球をつけて夕食を摂ると、消化も良く、夜分も熟睡でき、心身爽快となる。

白と黒色の食品はいつ食べてもよい。また21歳以下なら、余り神経質になる必要はないが、22歳以上の年齢の人や病人は余計に病弱となるか、老化現象が早くなる可能性がある。

朝日は健康に良く、昔から「早起きは三文の徳」といわれ、紫外線が殺菌作用をもち、午後二時までの光線を家に入れるとよい。一方赤外線は熱線で、あまり当たりすぎると疲れるので、西日は健康上良くないとされる。西の窓には、紅葉の木を植えて、西日を防ぐ。

午後一時半から三時半までは病人の死亡率が少なく、生命力（生きる力）が最も旺盛な時間帯である。午後三時半から四時までの間は、精神的興奮時で、大発明や大発見等の善事も、殺人、喧嘩、負傷、事故等の悪事もこの時間内に多く発生している。この時間内に食事を摂ると、最も少量で栄養価が足りる。一日一食なら、この時刻が一番よい。この時刻にお茶またはおやつを与えると、悪いことを考えず、事故を防止する。

病人に光線を照射する場合、頭の方から24度位の傾斜で、光線を日光の平均配分にしたがって薄くかける。照射時間は、二、三十分とし、一応休んで、また次の時刻の色彩を照射する。時間的に適当したスペクトルの色の光を照射する装置があれば、理想的で、これを時計仕掛けで自動的に変わるようにすればなおよい。」（以上、樫尾太郎「色彩療法について」）

余談だが、太陽光線に近いカーボンの高温燃焼を利用した「光線療法」がある。

季節ごとの分光

季　節	5、6月	7、8月	9、10、11月	12、1、2月	3、4月
時 刻	分 光	分 光	分 光	分 光	分 光
AM 4～5時		紫外線・紫			
5～6		菫	紫外線・紫		
6～7	紫外線・紫	藍	菫		紫外線・紫
7～8	菫	藍	藍	紫外線・紫	菫
8～9	藍	青	青	菫	藍
9～10	青	空	空	藍	青
10～11	空	碧	碧	青	青
11～12	碧	緑	緑	空	空
PM 12～1	緑	黄	黄	碧	碧
1～2	黄	黄	橙	緑	緑
2～3	橙	橙	赤、緋、茜	黄	黄
3～4	赤	橙	赤外線	橙	橙
4～5	緋	赤、緋、茜		赤、緋、茜	赤、緋、茜
5～6	茜・赤外線	赤外線		赤外線	赤外線

（The Comparative Biochemistry of Photosynthesis by Niel—〔The American scientist. 1949.Vol.37.No.3〕）

補足、7～4月までの「赤、緋、茜、赤外線」は一群として、4時以降か２時以降を示している。

5. 色彩学より観た適応食（色）

下の表のような疾病があれば、顔色に応じた食品を摂取することを心掛ける。

6. 生野菜食（半生食）

生食療法は、勝造著『健康生活大全』400頁に記載がある。

これは勝造が『旧約聖書』の「ダニエルの書」に示唆を得て創作したものだが、生きた酵素やミネラル・ビタミン類、食物繊維などをそのまま摂取するので、「最高の良薬」とされる。基本は葉菜類と根菜類を半々の割合で、5種類以上を用い、コーヒーカップ程度の量とする。例えば、大根と大根葉は根と葉の2種類

色彩学より観た適応食（色）

顔色	疾　病	食　品	衣服夜具
黒	腎臓、副腎	黒大豆(煮汁)、黒ごま、ゴボウ	黒
白	咽喉・肺、大腸	豆腐、大根、白菜、ネギの白根、レンコン、白ごま	白
赤	心臓、小腸	小豆、人参、トマト（赤）	赤
青	胃、脾臓（ひぞう）	青豆、青菜、ネギの青葉	青
黄	肝臓（黄疸（おうだん））	卵黄（生）、湯葉、褐色ごま、トマト（黄）	黄
紫	心臓、血管	ナス、紫蘇（しそ）	紫
緑	酸と塩基平衡	葉野菜	緑

と計算し、小松菜、モロヘイア、ホウレンソウなど、大根、人参、長芋等、果物ではバナナは唯一生野菜に加えてもよいとされる。カルシウムの多いゴマも生野菜に加えて常食すること。ただし、体調不良者が対象ならば、前掲の顔色と野菜の色なども考慮する必要がある。

「生野菜食は最高の良薬である」（勝造）

生食療法…生野菜（コーヒーカップ程度の量）や生の玄米粉を食べる。

地上の葉は太陽光線を吸収しており、根は土壌成分を含有しており、窒素成分を吸収している。夏大根を例に取れば、表のように葉と根のビタミンC含有量の比は12：1となる。さらに太陽光線との関係において、午前1時半から3時半までの葉には、ビタミンCの含有量は増しており、甚だしいものは5割ぐらいも増加する。正午頃よりビタミンCが増えてくるから、昼食には12時頃に引き抜いた生野菜を摂り、夜の分は午後1時半から3時半まで

夏大根の各部分とビタミンCの量

夏大根の各部分	ビタミンCの量	比率
葉（100g）	96 mg	12
茎（〃）	20 mg	
根の外皮（〃）	16mg	
根の内部（〃）	8mg	1

に採取したものを食べるようにすると、ビタミンCは余計に摂取できる。同じ野菜でも、太陽光線のよく当たる高所や高地へ行くほどビタミンCが増加する。

生野菜中の球根部は収縮力（求心性）が強く、葉の方は拡大力（放射性）が強い。したがって、5種類以上の根と葉を半々に摂ることが基本で、根は生殖器方面に効果があり、葉は目・耳・鼻等の五官に有効とされる。果物（生食にはバナナのみ可）は果糖が多く、摂らない方がよいが、放射性と求心性の両方に効く共通性がある。

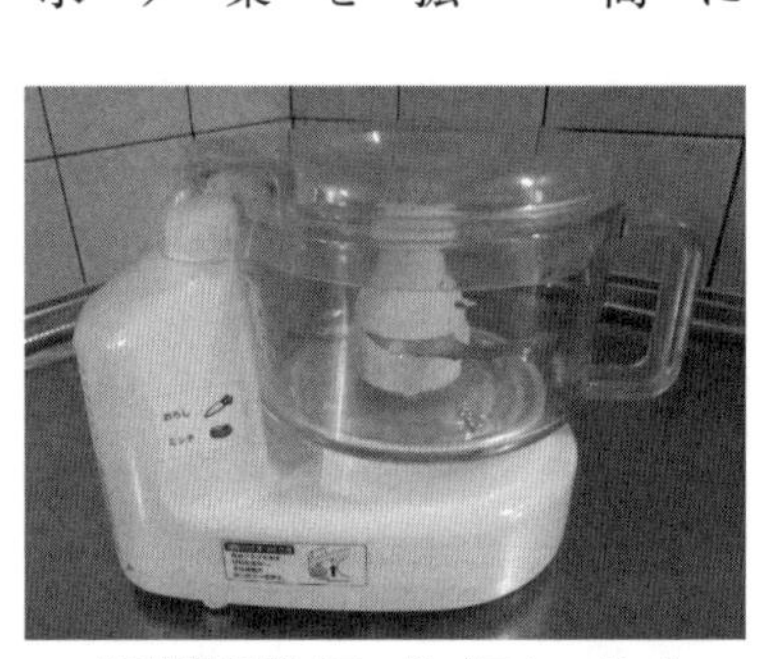
野菜調理器（フードプロセッサー）

根部の窒素を摂らないと、アンモニアができない。また、窒素とアンモニアがないとタンパク質ができない。生野菜にはタンパク質が少なく、炭水化物が大部分だから、それに窒素とアンモニアを作用させないと、タンパク質は生成されない。そのために、前掲の温冷浴、裸療法、後述する金魚、毛管、生水飲用によって窒素の吸収とアンモニアを作る必要がある。

7．食品のアルカリ性・酸性

体液は酸性になると、病気になる。ただし、食品だけで酸性化するのではなく、過食、便秘、身体の力学的なひずみ（前屈姿勢）やねじれ、過労、精神的ストレス、睡眠不足、低温刺激等も酸性化の原因となる。

要注意は「白砂糖」である。白砂糖（ブドウ糖と果糖からなるショ糖）は解糖され、TCA回路で、$NADH_2^+$という還元力のある物質を生成するが、呼吸鎖で、二酸化炭素を生じるので、酸性食品となる。摂りすぎると、血液は酸性化し、白血球の機能低下で結核などの感染症にかかりやすくなる。また発痛物質であるPGE_2や乳酸の生成が促進され、痛みが増幅すると考えられている。なお、糖尿病の高血糖状態では、好中球（多角白血球）の細胞質内にソルビトールが蓄積し、殺菌能が低下する。

ただし、黒砂糖はカルシウムやカリウムを多く含むため、アルカリ食品（尿アルカリ化食品）である。

8. 特異力学作用

食物の有する自由エネルギーが、ATP（カロリー源）に変換される仕事に用いられるのではなく、熱に変換される（熱産生）ことを意味する。タンパク質のカロリー（エネルギー）の30％、糖質のカロリーの5％、脂質のカロリーの4％は、特異力学作用により熱に変換される。肉類は特異力学作用が強いので、肉類を食べると、体が温まる。牛肉の方が豚肉より特異力学作用が強い。

ユリ科（長ネギ、タマネギ、ニラなど）の植物には、硫黄（イオウ）化合物が含まれていて、脳の視床下部に作用し、アドレナリンなどのホルモンの分泌を促進させ、筋肉などの熱産生を上昇させ、体温を上げる。

9. 55歳以上の食事についての工夫と注意事項

月2回、1日とか15日とか、適当な日を決めて実施する。

①オートミール（※）（クエイカーオーツ）　凝乳酵素のガン予防効果が期待される。

②豆腐のおから（※）（卯（う）の花）　食物繊維と便秘予防であり、心臓病によいとされる。

③糠（生）１日６ムグラをご飯に振りかける。（石粉を使わないもの）

便秘者に奏効（寒気や足冷症が消失）　若返り（禿げ・白髪を黒髪に）

余談だが、小椋先生の白髪の理由は、白米食にあったと思われる。

④パン（ただし粉食なので便秘しやすい欠点がある）

以上いずれも、生野菜、例えばアブラナ科の小松菜（※）、キャベツや大根、ブロッコリー、セロリ、人参、白菜、ホウレンソウ、フダンソウ等を副食として摂ること。これは過剰な栄養を整理して、血液を浄化してくれる（特に人参ジュース）。高血圧、心臓病、糖尿病、リウマチ、肝臓病、腎臓病等の予防に有効である。また老人の食事として、隠居生活の人は動物性食品を摂ってもよいが、外に出で活動する人は植物性食品を摂らなければならない。ちなみに、小松菜の効能にも少しふれておく。

※小松菜　アブラナ科の中で最も栄養価が高い。カルシウムが多く、含有するグルタチオンは活性酸素を除去し、血中コレステロールの沈着を防ぎ、血管を丈夫にする。またグルタチオンは目の水晶体にも含まれる成分であり、視力の回復に効能がある。グルタチオンは水溶性であり、茹で汁も利用する。

10. 月水金法

10週間行う。

月曜日　無砂糖日（蜂蜜も使わない）

水曜日　無塩日（無塩粥（がゆ）日）

金曜日　主食なしで、一日中おからだけ（味付け可）を食べる。

土、日曜日　モヤシ日（勢いのよいもの）

11. 食物繊維

食物繊維を摂取すると、血圧が下がり、血液中の脂質やインシュリン感受性が改善されると報告されていることから、食物繊維は冠動脈疾患に有効であると考えられている。そこで、アメリカやヨーロッパで行われている10件の疫学調査プロジェクトのデータをまとめて食物繊維の摂取量と冠動脈疾患との関係についてメタアナリシス解析が行われた。

男性9万1058人、女性24万5186人合わせて約34万人を対象に6～10年間追跡調査をしたところ、食物繊維を1日10グラム多く摂取すると、冠動脈心臓病の罹病率が14%、死

食物繊維の摂取と冠動脈心臓病のリスク

冠動脈心臓病		
	罹病リスク	死亡リスク
果物由来食物繊維	0.84	0.70
穀類由来食物繊維	0.90	0.75
野菜由来食物繊維	1.00	1.00

亡率が27％低くなることが分かった。

次に、食物繊維を、穀類由来、果物由来、野菜由来に分けて、冠動脈心臓病との関係を調べたところ、１日当たりの摂取量が10グラム増えると、冠動脈心臓病の罹病リスクは、果物由来の食物繊維では０・84倍、穀類由来では０・90倍、野菜由来では１・00倍だった。また、冠動脈心臓病の死亡リスクは、果物由来の食物繊維では０・70倍、穀類由来では０・75倍、野菜由来では１・00倍であった（表参照）。

このことは、果物由来の食物繊維を摂取すると冠動脈心臓病の罹病率では16％、死亡率では30％減らすことができることを示している。穀類由来の食物繊維も冠動脈心臓病のリスクの低下（罹病率10％低下、死亡率25％低下）が認められたが、野菜由来の食物繊維については、はっきりしたリスクの低下は認められなかった。この結果から果物由来と穀類由来の食物繊維は、冠動脈心臓病の予防に有効であると結論付けられている。

【文献】Pereira MA, et al. Dietary fiber and risk of coronary heart disease: a pooled analysis of cohort studies. Arch. Int.Medicine, 164: 370-376. (2004)

なお、「おから」と「オートミール」について補足する。

※おから　含有のガラクトマンナンが過食を防ぎ、過剰の栄養（糖・脂肪）の吸収を抑制し、心臓病に好影響が期待される。ただし、豆腐だけを多量に食べると、タンパク過剰となり、腎臓に害を与え、生命の危険もある。なお、格言に「皮は皮を養う」とあり、皮膚によく、梅干しとアサリを一緒に食べるとなおよいとされる。また、大豆のホスファチジルセリン（※）（ＰＳ）が脳の栄養として期待される。ただし、大豆レシチンは脳の栄養としては無効のようだ。おからを袋に入れ、皮膚に塗る。

注（※）ホスファチジルセリンは、アミノ酸の一種であるセリン（＊）とリン酸、グリセロール、脂肪酸が結合した物質で、（神経）細胞膜の構成成分。

①脳グルコースの代謝（脳内グルコース量の増加。海馬ではインシュリンが造られる。）

②脳神経伝達物質の代謝（アセチルコリンの代謝機能亢進）

③脳保護成分（脂質過酸化反応抑制）
④ストレス耐性（コルチゾール等のストレスホルモンの分泌抑制）

＊セリン　HO—CH$_2$—CH(NH$_2$)—COOH

※オートミール　栄養価は玄米よりも優れている。

オートミールの摂り方（『西医学』第18巻№8ｐ18昭和31年3月15日）

1食当たりの分量は40グラム／1回

1．30～39歳　1回／1ヶ月（昼でも夜でも可。米食を1回減らす）
2．40～49歳　2回／1ヶ月（絶対）
3．50～59歳　1回／10日間
4．60歳以上　1回／1週間

顔のシミ取り

1．オートミールをすり鉢ですり潰す。

2. ふるい分けして、荒い方を食べる。細かい粉末は別の容器に保存。
3. 朝の洗顔時に湯と水の洗面器を用意する。
4. その各々に茶さじ半分ぐらいのオートミールを混ぜて、洗顔する。

栄養価比較

	オートミール	玄　米	精白米	はと麦（精白粒）
エネルギー（kcal）	351	334	339	375
タンパク質（g）	12.6	7.4	6.8	14.2
脂　質（g）	7.1	3.0	1.3	5.9
糖　質（g）	59.1	69.4	75.0	64.8
ナトリウム（mg）	2	2	2	1
カルシウム（mg）	55	10	6	11
鉄　分（mg）	3.3	1.1	0.5	2.5
ビタミンB1（mg）	0.34	0.54	0.12	0.27
ビタミンB2（mg）	0.12	0.06	0.03	0.11
食物繊維（g）	9.3	3.4	0.8	
カリウム（mg）				320
ナイアシン（mg）				1.3

12. 生水飲用法と注意（30分30グラム主義と30分前の飲水）

日中は飲んだ水（氷水は不可）が体内に1時間から3時間以上も停滞することは希であるが、就寝時に飲んだ水は、翌朝の起床時まで体内にあるのが健康体である。就寝中に目覚めてトイレに行くことは、皮膚呼吸の働きが不完全だからで、飲んだ水が全身に配給された後、腎臓に回るから尿量はさほど多くならない。なお、肛門括約筋を強壮にする必要もある。

飲水の方法

起床時（20分以内がよい）コップ1杯、午前中は30分ごと30グラムちびちびと飲む。昼食30分前にコップ1杯、午後は柿茶30分30グラム、夕食30分前にコップ1杯、就寝30分前にコップ1杯飲用する。

胃病者や妊婦等はチビチビ少量ずつ何回も飲用するのがよい。仕事の関係上、一時に多量飲用する必要がある人は、それでも一向差し支えない。

生水の生理作用としては、胃液と直接溶融しがたく、食事中に生水を飲用しても、胃液を希釈する心配はさらにない。かえって、生水に含有されるリポイド(類脂肪体)などによって、胃粘膜を刺激して胃液の分泌を旺盛にし、余分の生水は胃下部の皺壁を通過し、幽門を経て、小腸へ送られる。沸騰水や冷氷水は直ちに胃液を薄めるので、生水に比べて消化作用に不利である。

生水は血液循環の原動力である表面張力が70%と最強であり、しかも溶融力が強いので化学変化を起こす力が強い。したがって、水に種々の芳香物や果実汁を配合した飲料水は、それだけ溶融力、化学力を減却される。したがって、清浄なる生水に勝るものはない。ただし、病者に対して食欲を促すために、一時生水に他の物を加味することは別である。

血管や心臓に問題のある人や胃弱者は、入浴前には絶対に水を飲まないことに注意すべきである。理由は脳の毛細血管は他の毛細血管に比べて特に収縮しがたい性質があり、入浴と共に頭蓋(頭)以外の皮膚面の毛細血管の一時の拡張によって、血液を吸い上げる結果、普通以上に水分を必要とし、胃腸の水分を門脈によって吸収する力が強大となる(したがって、この際には幽門狭窄症でも幽門が開く)。

しかし、脳の毛細血管は収縮、拡張の調節不十分で、入浴直前に生水を多量に飲めば、未だ膨張していない脳の血管に一時に多量の血液が流入するから、弾力性のない病的な毛細血管を破裂させるおそれがある。しかし、西式生活実践者は脳の毛細血管の調節がよく、頭蓋腔内の脳液の脊髄管腔への流通調節により、頭蓋腔内圧の調節を完全にできる。しかし、湯上がりで皮膚が十分紅潮した時や臥床して全身が暖まった時は、幽門がゆるみ、十分開くから、生水が飲めない人もこの際に十分飲用することは、胃の幽門狭窄症を治癒させる方法でもある。「湯上がりの水は毒を消す」といい、アトニー、下垂、大腸の修復や便通が漸次治癒に向かう。

また、感冒で頭痛や目が充血する時は、最初に熱い湯を一合の3分の1か半分を飲み、それから生水を飲めるだけ多く飲む。また、過労や種々の病気の時は、茶飲み茶碗1杯くらいのコーヒーか柿茶を飲み、それから生水を飲むことが最も効果的である。

咽喉に故障がある人、または冬期に生水が冷たくて飲みにくい人は、熱湯ではない温水を三分ぐらい混ぜて飲用してもよい。夏期に氷を入れた水を飲むことは、腸や膀胱や腎臓を傷害するおそれがあるから、やむを得ない場合の他は飲用しないこと（口中で温めること）。

ともかく、西式生活実践者はいかなる場合でも生水を充分飲用して何ら害はない。ただし、それ以外の人は入浴の直前と演壇上で興奮の極に達した時、過激な運動の直後、切り傷等の多量の出血直後において直ぐ水を飲むことを見合わせ、適当に休養した後に飲用すべきである。なお、幽門狭窄症の人は、食前に十分飲水し、食後3時間は飲水を断ち、その後30分30グラム主義を行う。

なお、既述の通り、血中にはグアニジンという毒素がある。健康体なら0・1〜0・2㎎％含有され、11倍も増加すると尿毒症になり死亡する。そこで、グアニジンを中和するには生水を飲み、尿素$CO(NH_2)_2$とアンモニアNH_3に分解する必要がある。

水の生理的効用

・血液循環（物質を溶解）
・リンパ液の活動（物質を溶解）
・体液の調節
・生理的ブドウ糖の生成（化学変化）

グアニジン　$HN=C(NH_2)_2$

「サトウダイコン・トウモロコシ・キノコ・ミミズなどに少量存在する、窒素を含む塩基性化合物。人尿中にも少量（血中には100㎤中に0.08－0.45mg）含まれ，尿毒症の際にその量が増加する（ガーガーは血中に10倍から20倍になると障害を起こすという）。神経末端を興奮させる作用をもつ。」（三省堂「大辞林」。カッコ部分は筆者が補足）

○脱水（発汗・下痢・吐瀉（としゃ））には20時間以内に生水（または柿茶）を補給する。また、マッサージによってもグアニジンは増加する。

$$(NH_2)_2C=NH + H_2O \rightarrow CO(NH_2)_2 + NH_3$$

（グアニジン）　（水）　（尿素）（アンモニア）

・細胞の新陳代謝（尿・発汗）
・毛管作用の促進

13. 蓚酸問題（樫尾太郎訳『生野菜汁療法』より）

N・W・ウォーカー著『生野菜汁療法』より引用する。翻訳者である故・樫尾医師は東大医学部卒で西先生の高弟に当たり、生前は名古屋で開業されていた。

「身体内の消化管、血管、リンパ管、生殖器の管、排泄管等は継続的な波状運動を起こし、その中のものを先へと押し進めている。これは蠕動（ぜんどう）運動とよばれているもので、神経と筋肉が交互に行う収縮と弛緩の連続で、自律的で意思とは無関係な不随意運動である。この運動の効率は神経や筋肉の張力に依存しているが、蓚酸はこの蠕動運動の張力を保持し、刺激を与える上で必要な要素の一つである。

したがって、食品中の蓚酸等の状態や量によって、蠕動運動が大きく影響を受けることになる。つまり、食物中に含まれる蓚酸が有機的であることが、身体の機能にとっては有益であり、必要なことになる。逆に無機的であれば、有害で破壊的な問題を身体に発生させることになる。ここでいう有機的とは、生野菜のように生きた原子や分子や酵素を含んだものであり、無機的とは、火や熱によって調理加工した食物である。例えば、有機の蓚酸とカルシウムがあれば、建設的な組み合わせとなって、蓚酸はカルシウムの吸収同化を助け、同時に蠕動運動を刺激強化する。しかし、無機の蓚酸は、同時に摂取した食物中のカルシウムと結合し、双方の栄養価値を破壊することになる。つまり、カルシウム不足が生じる結果、骨の分解によってカルシウムを補い、骨粗鬆症という事態を招くことになる。また、蓚酸自身が無機に変化すると、腎臓内に無機蓚酸の結晶をつくることが時々ある。それに膀胱結石の成分の大部分は蓚酸カルシウムの結晶である。」

夜中に小便に何度も起きるのは、蓚酸石灰が生成されるのを防ぐための自然良能だが、冬期にコタツ等入れて就寝し、小便に起きなくなることは、逆に蓚酸石灰が生成することになる。ともかく、暖衣飽食（美食の過食）は要注意。

蓚酸含有食品

食物で10㎎％以下の蓚酸を含むものなら、煮ても焼いても人体に悪影響はないが、それ以上含有の食品を加熱調理すると、無機蓚酸としての影響が出る。一番多く含むものは、新鮮な生のホウレンソウ、モロヘイア、不断草、ビートの葉、カブラと辛子菜の葉、ちりめんキャベツとコラード（キャベツの一種）、広葉のスカンポ等である（左の表の数字は蓚酸含有量 mg％を表す）。

ホウレンソウ等は、生ならば薬であるが、煮ると害となる。やむを得ない時は、大根おろしを一緒に食べる。また、トマトを煮たり、缶詰にしても、トマトに含まれているクエン酸やリンゴ酸と幾らかの蓚酸は無機になって有害となる。あるいは野菜汁を特にデンプンや砂糖と一緒に飲んでも、同じく有害となる。

飲み物では、コーヒーは蓚酸量が少ないが、紅茶やココアは蓚酸量が多く、結石を生じやすい（下の表を参照）。

食品の蓚酸含有量

米	4.6	大黄茎	1336.0
麦	11.1	大黄葉	764.0
小豆	77.0	ブドウ汁	3.4
ちしゃ	13.6	オレンジ	8.7
キャベツ	18.6	マンゴー	30.0
ホウレンソウ	658.0	パインアップル	5.8
青バナナ	524.0	扁桃（アーモンド）	407.0
黄バナナ	425.0	羊肉	6.9
タマネギ	1.0	牛肉	25.0
唐辛子	25.7	こしょう	117.0
大根	9.2	ココア	442.0
隠元豆	31.2	コーヒー※	15.4
不断草	40.0	紅　茶	219.2
トマト	3.6	すかんぽ（イタドリ）	820.0

14. 尿酸

尿酸は老廃物の一種で、体内で増えて、大量に腎臓に流入すると、糸球体内の穴を閉塞させ、他の老廃物の濾過を邪魔することになる。また、水に溶けにくい性質から血管の内部に付着して、動脈硬化を引き起こしたり、毛細管からしみだして、関節にたまり、痛風の原因となる。さらには、腎臓や尿管内で固まり、結石の原因となる。

ほとんどの食物（細胞）に含有されているプリン体が原因だが、これは細胞の核にあるＤＮＡを構成しているもの。プリン体を無用として排泄用に作り替えられたものが尿酸である。プリン体→ハイポキサンチン→キサンチン→尿酸に変化する。

含有食品としては、アンタン、白子、カツオ、マグロ、牛ヒレ、ビール。少ないのは、卵（1個の細胞）。

ところで、勝造が推奨する「柿茶」（柿茶の作り方 https://www.kaki-cha.co.jp/blog/?p=1152）にはビタミンＣやポリフェノール類が多く含有されている。併用飲料として、今日ではポリフェノールの一種であるルチンを含む「そば茶」も勧められる。

「ルチンはビタミン様物質であるビタミンＰの一種で、ケルセチンと二糖類のルチノースからなるフラボノイドである。そば（特に韃靼そばは普通のそばの約100倍のルチンが含有されている）、いちじくに多く含まれており、また、グレープフルーツジュースにも含まれているという報告がある（レバーや穀類・米・小麦胚芽等にも）。

「止血剤」として使われるほか、一般に食品添加物（酸化防止剤、強化剤、着色剤）として使用が認められている。俗に、「ビタミンCの吸収を助ける」、「高血圧予防（血圧降下作用）」、「毛細血管を強化（修復作用も）する」、「細菌の侵入を防ぐ」、「強力な抗酸化作用」などといわれて、生活習慣病を予防する効果も期待されている。

ヒトでの有効性については、トリプシンとブロメラインを組み合わせて、変形性関節症に有効性が示唆されている。安全性については、果物や野菜、そばに含まれる量を摂取する場合、おそらく安全と思われる。ただし、妊娠中・授乳中の安全性に関しては十分なデータがないので、過剰摂取は避けるべきである。」（「健康食品」の安全性・有効性情報「素材情報データベース」）

ルチン含有量の比較

	韃靼そば（全層粉）	そば（全層粉）	米（精白米）	小麦（強力一等粉）
ルチン（mg）	1800	15	0	0

〈日本食品分析センター調べ および 日本食品標準成分表 2015 より〉

以上は、次のような「警句」にまとめられる。

（a）食物が健康を喰いつくさぬようにすること。（「医食同源」）

（「病の大部分は口の祭から始まる」『西式医術』p18）

（b）適正な食物を適正な量だけ摂ること。

（c）朝食をやめること。

（d）新鮮な水と空気を摂り、日光浴を行うこと。

これ等の要素は生命に必須なものである

（西勝造著『西医学こそ凡てである。哲学とか宗教はいらない』1959．7．15）

ガンと食事に関する考察

ちなみに、勝造は現代栄養学のエネルギー重視の熱力学第一法則よりも、エントロピー増大則の熱力学第二法則を重視すべきだと説いた。「エントロピー」を一口で説明するのは難しいが、大雑把に説明すれば、万物は時間とともに秩序が乱雑な方向に変化する。これがエントロピー増大を意味する。卑近な例では、ゴムはそのままでは分子が乱雑な状態にある。つまりエントロピーが増大した状態であって、次第に劣化していく。だが、ゴムを引き延ばすと、分子が一定方向に並ぶ。これはエントロピーが減少した状態となる。人間の筋肉もそのままでは縮まる。したがって、ストレッチすることは「エントロピー増大則」に逆らうことになり、若返りを意味する。そこで不老の食事を考慮する必要がある。ちなみに、漢方などには「医食同源」という言葉がある。文字通り、「医」と「食」は同根であり、健康維持には切り離せないものだと解釈できる。

さて、ここからガンと食事について考察するが、ここに従来の勝造の一酸化炭素ガン原因説は限界を迎えることになる。それは勝造の時代には電子顕微鏡やＤＮＡ研究が未発達であったからである。

ガン発生の原因物質の特定

ガンの原因は現代医学では「ＤＮＡ複製ミス」が６割以上であることを既述した。しかし、なぜ「複製ミス」が起こるのかについては「自然に起こる」として「運」とされた。ところで、「メチル化ＤＮＡ」が複製ミスの原因になっていることは医科学界では共通認識である。これを単なる「運」などとして片づけるのは極めて非科学的である。つまり、ＤＮＡにメチル基がくっ付いた形になり、ＤＮＡのコピーが正常に行われなくなり、発ガンするのである。これは単なる「運」であろうか。

「メチル」は日頃聞きなれないが、中学校などでメチルアルコールやエチルアルコールについて、「沸点」確認の実験をした記憶はないだろうか。酒はエチルアルコールを含んでいる。戦争で混乱した社会では、酒と偽ってメチルアルコールが販売されて、失明したなどの話を聞いたことがある。洒落ではないが、「目が散る」意であり、「命も散る」場合もある。また、「水俣」での奇病はメチル水銀が原因物質であった。つまり、「メチル」は極めて有害性あるいは毒性の強い性質ということになる。

しかし、食品を購入する場合、食材として「メチルアルコール」などのメチルの表示を確認することは難しい。では、どんな食品にメチルが含有されているのか、ということになる。それが、意外にも「健康食品」として使用されているので見落とされている。

ずばり、指摘すると「醸造酢」であり、穀物酢である。調味料のコーナーでは「食酢」として並んでいる。酢も原料に種類があり、特に米酢などの穀物酢は酢酸(CH_3COOH)を薄めたもので、CH_3がメチル基である。酢は塩と同様、腐敗を防止するため、あるいは殺菌にはよいが、人体では腎臓にまず害を与えることになる。

ところで、現在ではカレーなどの食材成分としてウスターソースが表示されているが、そのようなソース類に酢酸が含有されていることは案外知られていない。また、表示されないから、直接その含有は確認できない。しかも酢は健康によいなどと全く間違った健康常識が浸透していて、○○ポン酢などとして常用されている。ガンで亡くなったタレントのＹａがそれを愛用していたことで知られる。それ以外にもマヨネーズ、ケチャップ類には醸造酢が原料の一つとなっている。

ウスターソースは、19世紀初めにイギリスで誕生したが、その材料はモルトビネガーなどの食酢、アンチョビ、タマリンド、エシャロット、クローブ、タマネギ、ニンニク、香辛料、糖類、塩などである。わが国のウスターソースは、ニンニク、トマト、リンゴといった野菜・果実類に加え、糖類、食酢、食塩、香辛料、でん粉、カラメルなどを材料としており、やはり食酢が使用されている。

イタリアなど欧米ではワインビネガーが使用されるが、酢酸は穀物酢同様に含有されている（むしろ多い）。ワインはよいが、果物由来でも油断はできない。なお、琉球もろみ酢はクエン酸だけで、酢酸は含有していない。また、スダチ（酢を絶つ意）など果実酢はクエン酸であり、有害な酢酸ではない。

なお、Ｎ・Ｗ・ウォーカーは前掲（99頁）の『生野菜汁療法』の中で、「わさび汁は、指示通りに正しく用いると、酢を加えない限り、腎臓、膀胱、消化器官の粘膜を刺激することはない。酢は酢酸であって、イボを灼くのに用いることがある。酢酸が消化器系の弱い粘膜にどういう影響を与えるか、考えてみるとよい。サラダにかけた酢は、消化管に与える害のために、サラダの栄養価を完全に破壊してしまうのである。」と述べている。

ところで、生前の勝造は発ガンの原因を一酸化炭素に求めた。いわゆるワールブルグの一酸化炭素説を重視した結果、今日でも喫煙を発ガンの原因とみなすのは、一酸化炭素説が克服されていないことになる。ちなみに、DNAの構造が解明されたのは、1953年であり、健康法として一時代を画した西式の時代（戦前・戦中）とDNA研究は時差が判然としている。しかし、ガンの原因を「酢」に求めたことは、勝造に師事し「如是我聞」と伝える小椋蔓代女史の講話からだから、勝造の影響が窺(うかが)える。なお、他の弟子によれば、お茶のガン予防効果も勝造は指摘していた。

DNAの修復

それでは、逆にDNAを修復し正常化するには、細胞のさらに核内にまで入る栄養素が必要である。その一つがポリフェノールの一種「レスベラトロール（resveratrol）」である。しかし、他のポリフェノール類の多くは細胞外で待機して細胞内や核内にまで入ることはないとされる。レスベラトロールは１９３９年に北大の高岡道夫博士が発見したもので、スチルベノイドポリフェノールの一種とされる。具体的な食品名を挙げると、リンゴの皮、ブドウの果皮、赤ブドウ酒、それにピーナッツやアーモンドの茶色い「渋皮」の部分に「レスベラトロール」が含有されている。インドネシアなどの「生命の樹」と呼ばれるメリンジョにも多く含有されているという。ところで、いずれも皮は剥がされて捨てられる場合が少なくない。これでは自己の「運命」も捨てていることになる。単なる言葉の綾ではない。ちなみに、日本では「年越しそば」だが、スペインでは「年越しブドウ」を食べる習慣がある。これもブドウの長生効果を経験的に知った先祖からの智慧であろう。

「ピーナッツの渋皮で脳活性化（アルツハイマー予防）」という朗報（読売新聞「ヨミドクター」２０１１年11月22日）もある。ピーナッツの渋皮に脳の神経細胞を活性化する効果があることを、岐阜薬科大（岐阜市）の古川昭栄教授（神経科学）などの研究グループが突き止めたとされる。中国で「長生果」と呼ばれ、不老長寿の豆とされるピーナッツの渋皮は、普通は捨てられるごみでしかなかった。

「皮は皮を養う」、また「皮食て、実捨てよ」という俗諺も日本にある。あるいは「おから」も大豆の「皮」の部分であり、「おから料理ができて、女は一人前」と言ったりもする。これは女性ホルモン様物質が多く含有され、美人の元でもあることを言外に匂わしていることは知られていない。

レスベラトロールの効能について、オレゴン州立大学のライナスポーリング研究所と新潟薬科大学の共同研究が報告されている（https://lpi.oregonstate.edu/jp/mic/食事性因子／植物性化合物／レスベラトロール）ので、その一節を引用する。

「レスベラトロールは、乳がん、前立腺がん、胃がん、大腸がん、すい臓がん、および甲状腺がんなどのヒトの様々ながん細胞株の増殖を抑制することがわかっている（2）」

（2. Aggarwal BB, Bhardwaj A, Aggarwal RS, Seeram NP, Shishodia S, Takada Y. Role of resveratrol in prevention and therapy of cancer: preclinical and clinical studies. Anticancer Res. 2004;24(5A):2783-2840.（PubMed））

なお、レスベラトロールに関しては、マウスなどの動物を用いた研究が数多く実施されており、寿命の延長、抗炎症作用、抗がん作用、認知症の予防、血糖値の降下、脂肪の合成や蓄積に関わる酵素の抑制といった効果も報告されている。

レスベラトロールと緑茶カテキンから見えてきたガン患者の分布

１１３頁の日本地図は、朝日新聞提供のデジタル版（２０１７年9月20日）からの転載である。これは「国立がん研究センターは（２０１７年9月）20日、２０１３年にがんと新たに診断された患者の分析結果を発表した」結果、朝日新聞社が独自に元資料から地図を作成したものである。ちなみに、出典元は「がんに関する統計データのダウンロード」(国立がん研究センターがん対策情報センターがん情報サービス事務局) https://ganjoho.jp/reg_stat/statistics/dl/index.htmll。

さて、地図の「90未満」の患者数の少ない「白い」県名を確認すると、男性では千葉、山梨、徳島、大分。女性では千葉、埼玉、山梨、静岡、徳島、大分。男女共通するのは千葉、山梨、徳島、大分の４県である。

農林水産省の「作物統計」にピーナッツの主産県として、「茨城、栃木、千葉、神奈川、静岡、熊本、宮崎、鹿児島」が挙げられているが、中でも千葉県の収穫量は群を抜いて突出している（ただし、現在では必ずしも県内産とは限らない）。この地図でも、関東の「白地」の数県がほぼ該当する。ワインの生産量は1位から神奈川、栃木、甲州ワインの山梨と続き、これはピーナッツの主産県とほぼ重なるが、栃木県は「白」ではない。

徳島県はスダチの生産では他県を圧倒しており、全国生産の98％強を占めている。つまり、穀物酢や醸造酢がほとんど使用されていないと推測される。大分県も柑橘類のカボスの生産が日本一として知られている。おそらく食卓には常備されていることが想像される。意外にもナシ、ブドウなども多く生産されている。以上の検証で、ガンの原因も予防も単なる「運」ではないことが推断できるであろう。

ところで、「100円寿司」には家族連れの姿が多く見られる。しかし子供も食べられるようにと、昔と比べて酢の使用は控えられているようだ。

ガンでは米国のある著名人を思い起こす。2011年10月5日、米アップル社の創業者、スティーブ・ジョブズ（Steve Jobs）が他界した。彼は仏教徒であり、親日家でもあったのだが…。

「そばと寿司も、ジョブズの愛情の対象だった。若い頃は果食主義者（果物しか食べない）で、その後も厳しい菜食主義をとり続けていたジョブズだったが、日本食だけは特別扱いだった。そば好きが講じて、アップル社の社員食堂『カフェ・マック』の調理師を築地そばアカデミーで修行させ、自ら考案した刺身そばというメニューを出させていた。（中略）好きなネタは中トロ、サーモン、ハマチ、ウミマス、タイ、サバ、そして穴子。」

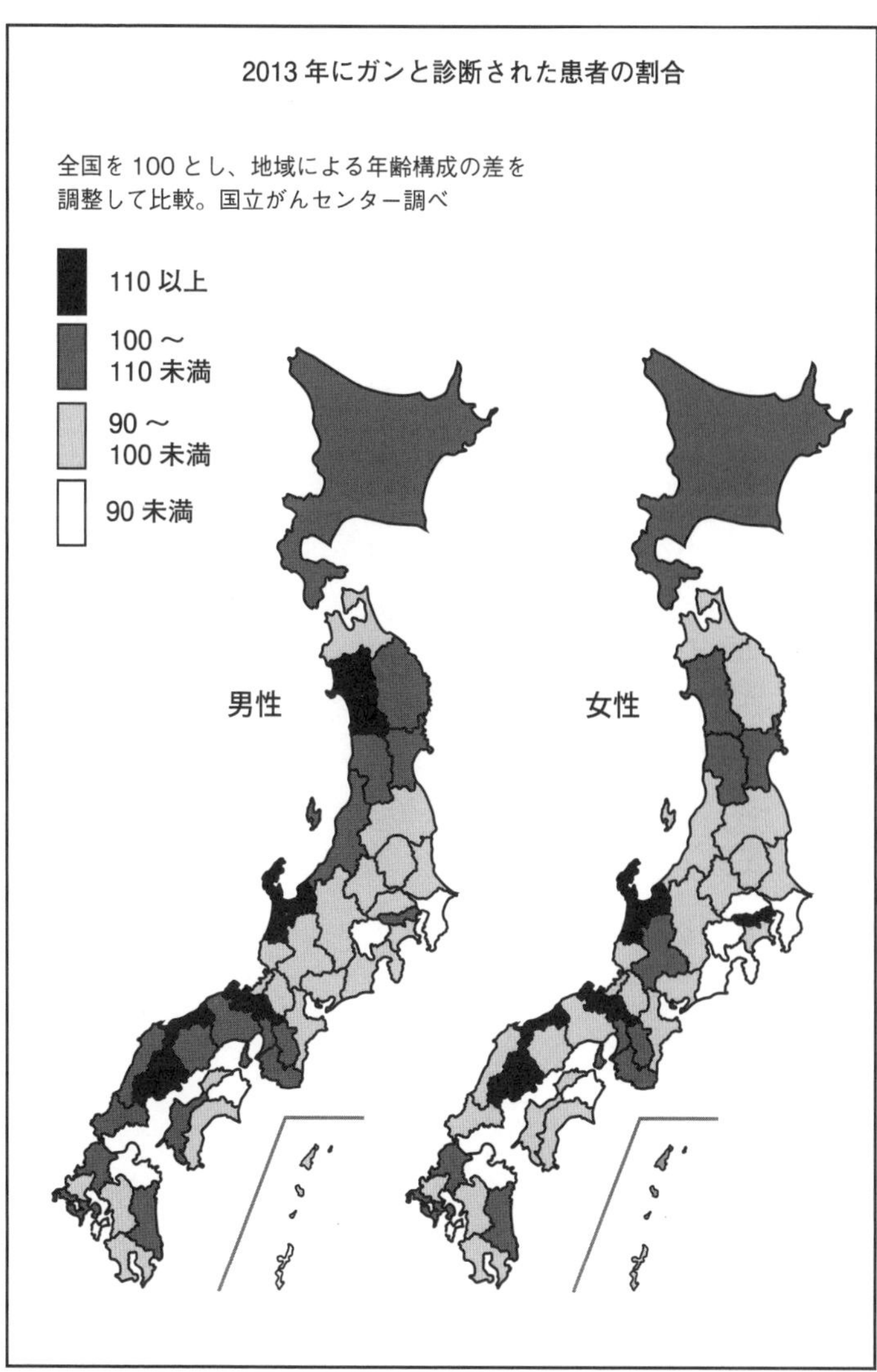
2013 年にガンと診断された患者の割合
全国を 100 とし、地域による年齢構成の差を
調整して比較。国立がんセンター調べ
110 以上
100 ～
110 未満
90 ～
100 未満
90 未満
男性
女性

（「nippon.com」2011・12・12「スティーブ・ジョブズと日本」フリージャーナリスト林信行 https://www.nippon.com/ja/currents/d00010/）

ジョブズは「トロとハマチ」が大好物であったといわれる。マグロのトロは胃の筋肉とよく似ている（馬肉も人間の筋肉に似る）。だからマグロ好きは共食いになり、胃ガンになるリスクが増える。刺身好きなジョブズは膵臓ガンに始まり、最終的に胃ガンで他界したのは説明がつく。

さて、地図中の「白い」県名の中に静岡（女性が顕著）がある。静岡は茶所であり、前掲の緑茶「エピガロカテキンガレート」の効能が発揮されているとの推測は可能であろう。ちなみに、「ガン予防には煎茶より粉茶を飲む」ことを勧める藤田紘一郎氏の著書（『人生100年、長すぎるけど どうせなら健康に生きたい。病気にならない100の方法』）から、次の一節を引用する。

「静岡県立大学の冨田勲名誉教授は、イニシエーター（発生要因）の影響を抑える効果と、プロモーター（発ガン促進物質）の影響を抑える効果にわけ、緑茶の種類ごとにがん抑制効果を調べた結果、イニシエーターの影響を抑える効果がもっとも高かったのは粉茶でした。一方、プロモーターを抑える効果が高かったのは、番茶です。その効果はいずれも群を抜いて高い結果でした。葉を丸ごと粉にした粉茶と、遅れて伸びた茶葉を原料とする番茶は、有効成分の含有量が多いのでしょう。」（p92）

粉茶や番茶の効能はあまり知られてはいないが、私は自ら「実感」した瞬間があった。真理は近きにあり、遠きにあらず、である。

「ガンはＤＮＡの病気である」

これは『ガンと人間』（岩波新書、１９９７年5月20日発行）の小見出しである。同書65頁から転載する。

「１９６０年代にはまだ突然変異を起こす物質（変異原物質）と発がん物質がどういう関係にあるかよくわからなかった。だが、後にＮ‐メチル‐Ｎ‐ニトロ‐Ｎ‐ニトロソグアニジン（ＭＮＮＧ）という物質が大腸菌に強い変異原性を誘発することが報告された。このＭＮＮＧの水溶液をラットの皮下に注射すると一年半後に肉腫ができ、飲料水に溶かしてラットに投与したら、胃がんができた。このＭＮＮＧはＤＮＡを構成する塩基にメチル化を起こすほか、蛋白にもメチル化およびニトロソアミジノ化の修飾をする。

こうして発がん物質は変異原物質であり、変異原物質は発がん物質であるらしいことがわかってくると、この問題は世界を騒然とさせた。（以下略）」

なお、メチル化とは、４つの塩基、Ａ（アデニン）Ｔ（チミン）Ｃ（シトシン）Ｇ（グアニン）の中のＣ（シトシン）についている水素がメチル基（CH_3）におき変わることを言い、遺伝子の働きが制御される。

まとめ

１．酢の「健康常識」に潜む危険性

前掲（１１４頁）の藤田紘一郎氏の著書では、「疲れたらお酢をとる」との見出しのページに始まり、「一日一品、酢のものを食べる」、「酢キャベツをつくって一日１００グラム食べる」と、ページを割いて、いずれもお酢の健康効果を「生化学的」に説明しようとしているが、前述の拙論とは１８０度異なる。また「血

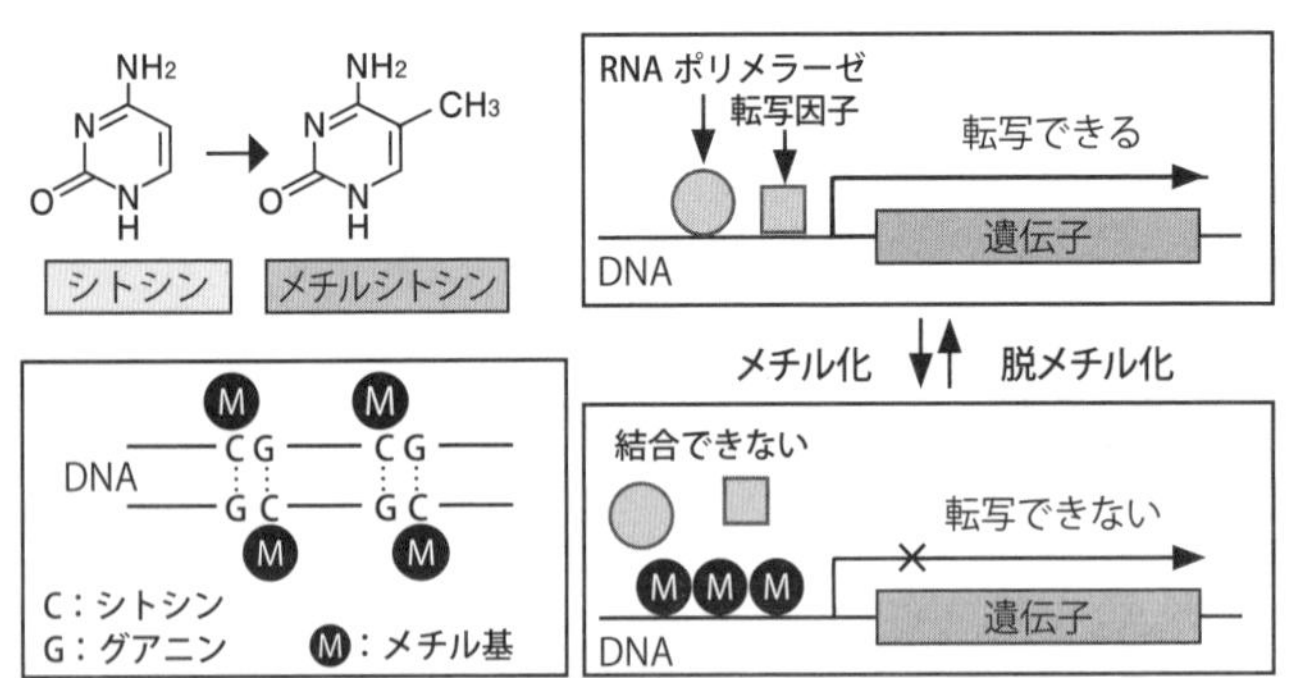

（「漢方がん治療をかんがえる」をもとに作成：
http://blog.goo.ne.jp/kfukuda_ginzaclinic/e/306c667675c648eabc66b5c74dd05a43/）

液サラサラ食」として、「黒酢」を挙げている本もある（『血管年齢』わかさ出版２０１６年３月）。

これは「血液の流動性（流れやすさ）について、マイクロチャネル法（ＭＣ－ＦＡＮ）という最新鋭の検査装置を用いた」結果とされる。「具体的には、毛細血管（７ミクロン）の疑似模型に血液を通して、血流の状態をテレビモニターで観察しながら測定」、「血液がサラサラかドロドロかが一目瞭然」との説明がある。そして第一位「黒酢　即効性が群を抜いている。飲んで一～二時間後には血液がサラサラになると考えられます」と判断する。

しかし、「即効性」の意味を検討すべきではないか。

つまり、「黒酢」がなぜ「即効性」を発揮するのかの考察がない。著者は「論より証拠」と言いたいのであろうが、考察がなければ、「（実験室の）机上の空論」と言わざるを得ない。つまり、毛細血管は組織の細胞と物質交換をするが、侵入する「酢」を嫌って、素早く通してしまう、と考えることもできる。そうした場合、体内では毛細血管のバイパスである動静脈吻合を通過することになる。ともかく、酢そのものが元来有害物質であるから、「即効性」は逆に危険性を示唆している、と考えられる。「酢」で血圧が下がることは知られているが、腎臓を傷めることは知られていない。腎臓は「墓場」なのに、である…。

2. 鯨肉食の危険性（入口紀男氏 Facebook ２０１８年12月28日 21:39）

捕鯨再開のニュースは決して朗報ではない。むしろ、鯨肉食の危険性が指摘される。北太平洋のクジラは、食べるにはメチル水銀含有量が高すぎるからである。これは入口紀男氏（熊本大学名誉教授）の考察によるものであり、その要約を転載すると、「日本人は現在市販の１キログラムあたり平均メチル水銀含有量が約０・09ミリグラムの魚介類を１日に平均約０・07キログラム食べています。これで累積２００ミリグラムになるまで87年間はメチル水銀中毒症を発症しないでしょう。しかし、87歳になって後悔しないように、若いころから魚の種類と量を考えて食べることが必要です。」と警鐘を鳴らされている。

下記のように、水俣で育った自らの体験を踏まえた「学習障害」（ＬＤ）に関する考察（２０１９年10月27日）も発表されている。なお、「学習障害」（ＬＤ）とは、胎児のころまでに中枢神経（脳）の細胞が破壊されて「先天的」に機能を損なったものと定義されている（米国１９８１年、文部省１９９９年）。学習障害は、一般には後天的な食生活を含む家庭環境や学習環境で起きることはないと考えられているが…。

「メチル水銀による学習障害は後天的にも起こり得ます。また、後天的で症状が軽いときは「治る」ことがあると私は考えています。その「治ったこと」を私も経験しています。

私は水俣第一小学校の二年生のとき、それまで書けた「あ」や「の」などの丸い文字が急に書けなくなりました。それまでできた算数の計算が急にできなくなり、足の指先の感覚が急になくなって、ガラス片が刺さっていても何日も気がつかずにズック（布のくつ）に血をにじませていた記憶があります。そのことが周囲に理解してもらえない（この子は変な文字しか書けなくなったなどと言われる）ことは真に辛いものです。私の「症状」は四年生のころまでに少しずつ治って文字も書けるようになり、算数の計算もできるようになって、足の指先の感覚も戻りました。これは、本当は治ったのではなく、私の脳の中で、正常な脳細胞が死滅した脳細胞の代行をして機能し始めたからだと私は考えています。ヒトの脳にはそのような補償機能（リハビリ機能）が備わっています。そのころ、私と同学年（四年生）の子どもたちの７人に１人は、同じような学習障害（ＬＤ）を新たに起こし、特殊教育が施されていました（４年生は７クラスあって、水俣第一小学校４年７組は特殊学級でした）。」

現在、全国の都道府県に公立の「特別支援学校」あるいは「特別支援学級」が公立の学校に設置されている。それは、「学習障害」の存在を示唆していることは言うまでもなく、精神障害や知的障害の生徒も少なくない現状を示唆している。現状と食物との関係は問われたであろうか。

なお、同氏の言説を補足する。

「メチル水銀は体内に侵入して約70日で排泄されます（生物学的半減期）。その間に脳細胞が破壊され、後天的な学習障害や感覚障害を起こします。破壊された脳細胞が修復されることはありませんが、正常な脳細胞が失われた機能を代行します。普通はそれに気づくこともなく生涯を過ごします。しかし、一度に破壊された脳細胞の数が多いと、補償機能は追いつかないので、メチル水銀中毒症として残ります。重篤な場合は死亡します。」

では、メチル水銀の発生源は知っておく必要がある。

「自然環境に放出される水銀の量は現在世界で1年間に約７７００トンで、その主な発生源は石炭である。石炭は世界で年に約60億トン焚かれており、そのうち30億トンは中国で焚かれている。石炭には古代の水銀が含まれており、水銀蒸気は偏西風に乗って上空で冷えてわが国の地上や北太平洋全域に降ってくる。それを微生物がメチル水銀に変えている。

昭和48年厚生省が前記の漁獲の規制値を設けた当時、市販の魚介類の中に総水銀０・４ｐｐｍのものはいなかった。水俣で１９５６年にメチル水銀中毒症が確認されてから約60年経ったが、その確認当時（20世紀半ば）に比べると、北太平洋全域で獲れる魚介類のメチル水銀濃度（含有量）は６～８倍高くなっている。現在市場に出回っている魚介類のメチル水銀濃度（含有量）は非常に高濃度で、２００３年の時点で、すでにわが国の近海で獲れた魚介類の約７パーセント（６４３匹中46匹）が１kgあたり総水銀０・４mg（我が国の魚介類の規制値）を超えた。

https://www.mhlw.go.jp/shingi/2004/08/dl/s0817-2n.pdf

最後に鯨肉の危険性を歴史的に考察する。

「クジラ類（クジラ、イルカ）はマグロ類よりもメチル水銀含有量の「平均値」が高いので、特に要注意。

ハーバード大学のＳ・エドワーズらは、絶滅危惧種クロアシアホウドリの標本が各地の博物館に１００年以上昔から保存されていることに着目した。クロアシアホウドリは魚介類を食べて生活している。エドワーズらは、北太平洋全域で捕獲されたクロアシアホウドリの胸の羽毛に含まれるメチル水銀量を測定した。その結果、北太平洋の魚介類のメチル水銀濃度は過去１００年間に約10倍高くなったことを証明した。」

https://www.pnas.org/content/pnas/108/18/7466.full.pdf…

近年、「北太平洋全域」で獲れる魚介類のメチル水銀濃度は極めて高く、これは、メチル水銀中毒症が起き始めた「水俣湾」の初期のレベルである。以上のように、そこで獲れるクジラを食べることは危険である。ただし、鯨やマグロは体内のセレンがメチル水銀を無毒化している。セレンは人間には有毒であるが…。

以下は、同氏がフェイスブックに引用されたメチル水銀に関するサイトである。

http://www.jfa.maff.go.jp/j/kika…/wpaper/pdf/2013_jfa_wp.pdf

http://www.maff.go.jp/…/…/g_kenko/busitu/02g_kanri_soti.html

https://www.mhlw.go.jp/shingi/2004/08/dl/s0817-2n.pdf

https://jccu.coop/food-safety/qa/qa02_02.html...

3.「種の保存」の危険性（入口紀男氏 Facebook　2018年8月3日）

これは放射性元素によるDNAの切断・なりすましを意味している。放射能に関する単位は少し難解だが、絶えず私たちは自然放射線を宇宙からも地球からも浴びて被曝（ひばく）している。同氏の論説から引用するが、太陽による恩恵は計り知れないものがある。

「宇宙線は空気層で1500メートル高くなるごとに約2倍になるから、東京・ニューヨークを往復するだけで胸部レントゲンを3、4回撮るくらい被ばくすることが知られている。

銀河系には「銀河宇宙線」が飛び交い、その線量は動植物がその中で一瞬たりとも生きることができないくらい高線量だという。

一方、太陽は「太陽風」といって毎秒１００万トンの質量（中性子、電子）を周囲に放っている。この太陽風が銀河宇宙線の太陽系への侵入をブロックして太陽系を守っているのだ。太陽風自体も放射線（地球近くで毎日約2ミリシーベルト）をもつが、今度は「地磁気」がこれをおよそ完全にブロックしている。ただ極地では太陽風が地磁気のすき間に入り込み、空気の分子を電離して輝いて見える（オーロラ）。

最後に「空気」が太陽風と地磁気のすき間をぬって侵入してきた銀河宇宙線をブロックしている。宇宙線は空気層１５００メートルごとに約2分の1になる結果、地上の宇宙線は世界平均で「年0・38ミリシーベルト」となる。これでヒトは無事に生活できる。宇宙線は銀河から来ているからその量は昼も夜も変わらない。

日本の自然放射線量は宇宙線年0・35ミリシーベルト、大地から年0・20ミリシーベルト、食物から年0・24ミリシーベルト、空気から年0・20ミリシーベルトの計年0・99ミリシーベルト。

宇宙線は世界平均年0・38ミリシーベルト、標高3千メートルで暮らすと宇宙線はその

4倍の年1・52ミリシーベルトとなる」

次に、世界の自然放射線量に関する論説を引用する。

「世界の自然放射線量は、宇宙線年0・38ミリシーベルト、大地と空気から年1・76ミリシーベルト、食物から年0・24ミリシーベルトの合計年2・40ミリシーベルト。

インドのケララ州は年5・5ミリシーベルト、ブラジルのガラパリ市も年5・5ミリシーベルト、鳥取県の三朝(みささ)温泉の中は年30ミリシーベルト。

インドのケララ州は過去に科技庁・電力会社等の安全宣伝に用いられたが、生殖細胞由来の突然変異(奇形)が多いことで知られるようになった。ブラジルのガラパリ市はがん死亡率が高く白血球の染色体異常が多いことが知られるようになった。」

最後に、「種の保存」についての論説を転載する。

「放射性元素はヒトの細胞のDNAを「切断」して様々な障害を起こす。1シーベルトは1キログラムあたり1ジュールの被ばく量で、1ジュールは1ワットで1秒のエネルギーであり、エネルギーの量としてはわずかだが、ヒトが1シーベルトの放射線を照射されると、その(1シーベルトの)放射能には、細胞のDNAの主鎖と塩基を1600京回(1600,0000,0000,0000,0000回)切断する能力がある。

内部被ばくはもっと深刻で、セシウム１３７は体内で骨格筋や心筋等のカリウム39になりすまし、そこで放射線を放って筋細胞のＤＮＡを切断する。ストロンチウム90は体内で骨格等のカルシウム20になりすまし、そこで放射線を放って造血細胞（骨髄）等のＤＮＡを切断する。

ヒトは約60兆個の細胞からできている。細胞1兆個あたり（すなわち約1キログラムあたり）１シーベルトの放射線を照射されても、それで必ずしも全ての細胞が一つあたりＤＮＡを１６００万か所（1600,0000か所）切断されるわけでなく、実際には多くてその三分の一（約５００万か所）が切断され、放射線の残りの三分の二は素通りする。

ヒトは４シーベルトの急性被ばくで半数が死ぬ（致死量）。年１ミリシーベルトの地上で１００年間暮らすと０・１シーベルトの被ばく量となる。年20ミリシーベルトの地上では、50年間で1シーベルトの被ばく量となり、ひとつの個体としてはかろうじて生き延びられる可能性はあるが、「種の保存」（子孫が世代を引き継いでいくこと）には困難である。

トリチウムはあるとき弱いベータ線（電子）を放ってヘリウムに変身する。トリチウムを、魚介類などを通して食べると、トリチウムはＤＮＡの主鎖と塩基を構成するたんぱく質の水素原子になりすまし、あるときヘリウムに変身することによってたんぱく質がタンパク質でなくなる（DNAがDNAでなくなる）。トリチウムには、他の核種（セシウム137やストロンチウム90）にないこの怖さがあり、特にこれが精子や卵子、受精卵、胎芽のDNAで起きると種の保存は困難となる可能性がある。」

3.「四肢」

人間の進化について、他の哺乳類との比較論を勝造は次のように展開する。

「独り人間だけが起立できるのである。われわれ人間が威厳を保てる所以は、主としてその起立姿勢にあるということは、おそらく何人も認めるところだろう。人間と他の動物との差異は、実にこの点にある。」（一平床寝台（二）忘れ去られた姿勢「西式強健法実行法篇」）

「足」とは解剖学的に骨盤から足先までと規定されており、「脚」は主に膝から下の脛（すね）をさす。ちなみに、「肢」の支は枝であり、胴体から分かれて出ている手足をさす。西医学では、四肢は身体の代表とみなし、内臓は従で、足を主とみなす。

「上肢は気体関係を、下肢は液体関係を司る。つまり上肢は肺（鼻も）に関係し、下肢は心臓と腎臓と血管に関係する。（中略）足に故障を起こすと第一に心臓が冒される…。また左肢は心臓の左側と、右肢は心臓の右側と関係を持っている。したがって、右足に故障が起ると、右心室が冒され、肺に吸引される血液関係機関に障害が起り、左足に故障が起ると、左心室が冒されて全身に配給される血液関係機関に障害が現れる。更にまた右脚は静脈管に、左脚は動脈管に緊密な関係があることを述べて来た」（『心臓』p32、33）。整理すれば、横隔膜(おうかくまく)より上の器官（肺）は上肢に、下の器官は下肢に関係する。なお、勝造は東洋医学の「十二正経（経絡(けいらく)）」からも示唆を得たであろう。

箴言(しんげん)を幾つか紹介すると、「私の頭は足と一緒にしか進まない」（ジャン・ジャック・ルソー『告白』より）、「足が弱くなると、棺桶が近くなる」と言い、「故に、手足は腹腸の養いなり、人は足から老いる」（桓寛『塩鉄論』）という。英語のunderstandingは「理解、のみ込み」等の意味を有するが、複数形のunderstandingsは「足、脚」を意味する場合もあり、既述のルソーの箴言とも重なる。

ところで、現代人の直腸ポリープの増加は、欧米風の食生活（肉食）や食物繊維の欠如した食物、それに歩かない生活（無力化した脚）も一因であると考えられる（宿便排除のため、食べないで味噌湿布をする）。

以上で、手足が健康の元であることを示唆しており、勝造は四肢と健康について次のようにまとめている。

「われわれは最初は四肢による四這い生活をするが、成長するに従って直立歩行の生活に移ることになる。生体を二本の下肢で支保する直立歩行の生活は、力学的に直ちに健康問題とつながってくる。従って、四肢は身体の健康と異常との指針となるものである。」（体重の半分は筋肉）

足の障害と腎機能および神経反射経路

足指の付け根から足の甲にかけて5本の中足骨がある。これに挟まれた神経がマヒし、しびれ、痛み等の押痛を感じる病気がモルトン氏病だ。米国フィラデルフィアの外科医モールトン(Dudley.J.Morton,1835-1903）が発見したので、現代でも「モートン神経腫（モートン病）」とも呼ばれる。多くは女性の足に起こり、中指と薬指の間の付け根の間に多く見られる。爪先の窮屈な靴やハイヒール等を長時間履くことによって起こる場合が多い。

モルトン氏病の人は、その疼痛を保護する（庇う）ために、必ず反対側の足の踵のところに疼痛が発見される。これがソーレル（Sorrel）氏病で、踵の部分に余分な荷重がかかり、炎症を起こすからである。これは踝の障害で、両踝の周囲、特に下方の部分を内外から押すと押痛が下方の蹠（足裏）に反射する病気である（この押痛は足踝の結核菌の存在を暗示する場合がある（「如何なる人と言えども、足の踝関節に結核菌を有せない人は無い位である」）。そうすると、これを保護するために、反対側の脚の膝関節に反射して、ここに疼痛を感じ、膝がガクガクする（パワー氏現象）。

他の脚の病気にケーラー氏病がある。ケーラー（１８７４生）はドイツのレントゲン科医で、小児の舟状骨が腫脹したり、圧痛を感じる病気で、これを第一ケーラー氏病とよぶ。10歳から65歳の成人、特に18歳の青少年に多く、また女子の方が男子より4倍多い第二ケーラー氏病は、蹠骨の骨頭特有の病気である。ウィーンの外科医アルバート（Albert、1840-1900）が発見したのはアキレス腱の炎症である。

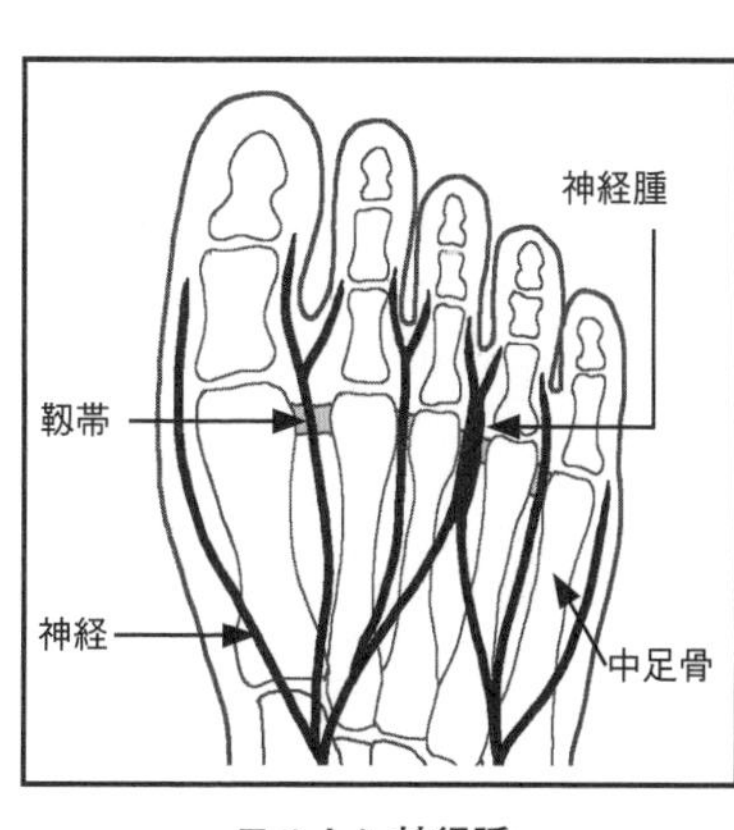

モルトン神経腫

モルトン氏病とソーレル氏病は足の全疾患を代表するもので、足首の炎症は頭脳にも関係する。踝のところには神経が前後に3本ずつ、横には4本ずつの合計14本の神経が来ている。それはすべて副腎と腎臓の皮質（Cortex）につながっている。この皮質に尿を分離するマルピーギ小体（Malpighian body）があり、分離された尿はボーマン氏嚢（Bowman's capsule）から第一、第二ヘンレ彎曲を通り、腎盂に入って、輸尿管を経て膀胱に集まり、体外に排出される。

しかし、足首に炎症があると、これらの神経がマヒし、腎臓の皮質が完全に働かなくなる。したがって、尿とか他の不純物の混じった不完全な血液が脳を始め、身体全体を循環することになるため、脳は判断力の低下を余儀なくされる。

なお、腎臓機能に影響するソーレル氏病の療法には、足枠毛管や足首の一分一分交互浴（30分間）、腎臓部への芋湿布等の方法がある。また、足の弱者は「脚袋」（太腿までのズボン様の寝巻）を両足に履かせて寝る。

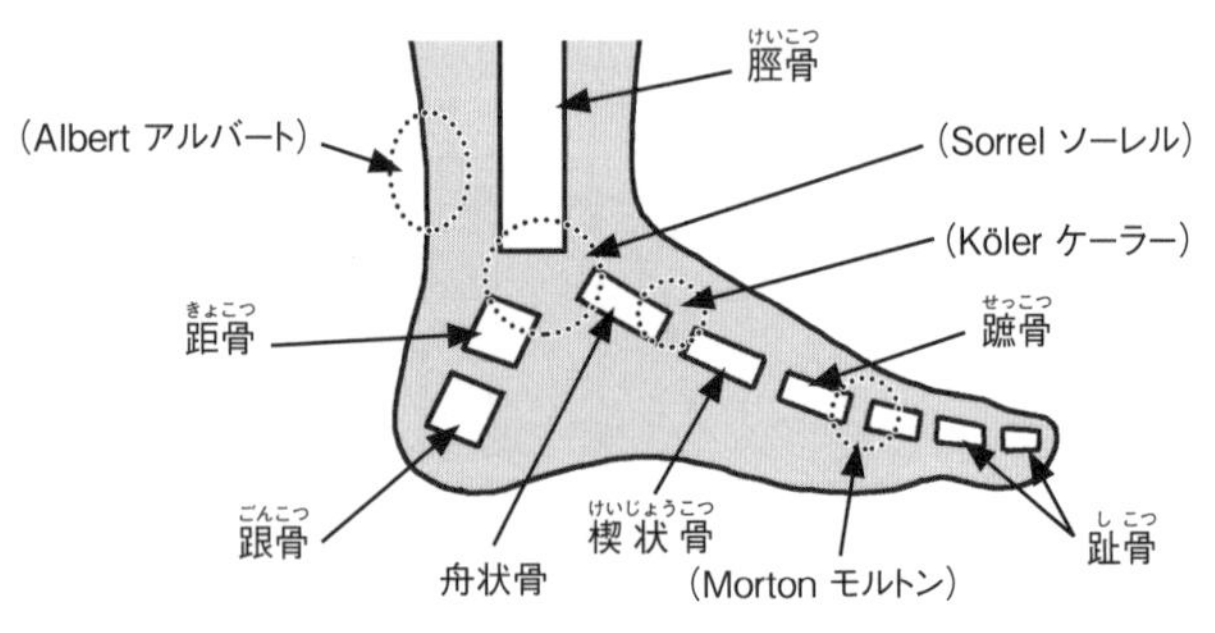

脚の病気

脚力法・腕力法（毛管運動を兼ねる）

グローミューを働かすことが目的。毛細血管の収縮時にグローミューが広がる。したがって、生食必要（脚力・腕力両方で２００グラム強）。

横隔膜より上と下の病気予防と治療。

・脚力法…横隔膜より下（腎臓・膀胱・胃腸の弱い人）の療法、老化防止（精力＝内股筋の強化）、赤血球生成（大腿骨）の活性化。

・腕力法…横隔膜より上（心臓・肺）の療法、赤血球生成（腕）の活性化。

朝夕２回実施　（西式医術ｐ16）

さて、次頁の図「身体の故障反射伝達図」は勝造の卓見と独創が発揮されたもので、人体の「力学的考察図」である。人体の足の「故障」が左右反射して上向していく。これは建物の土台が狂うと、その影響が上階にまで及ぶことを、人体

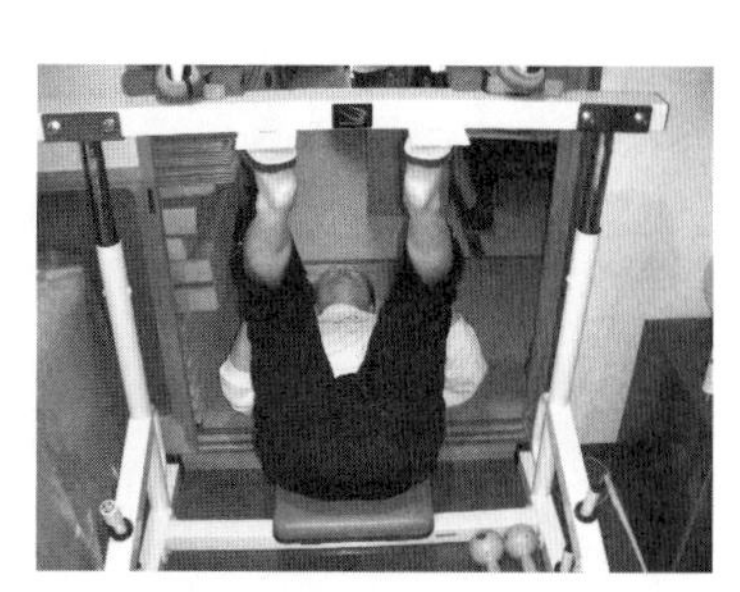

脚力法・腕力法として日常的に使用しているレッグプレス機

身体の故障反射伝達図

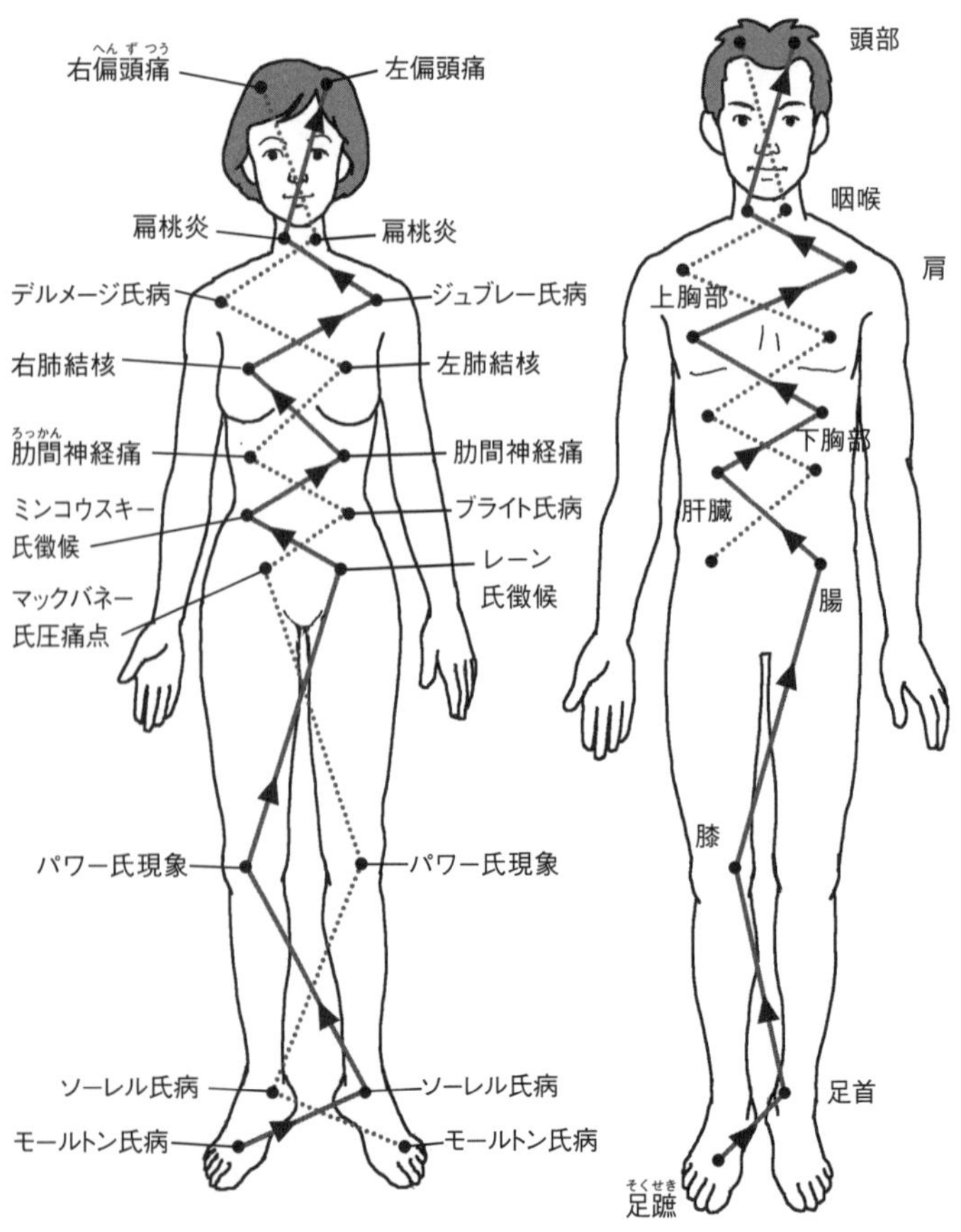
右偏頭痛
左偏頭痛
扁桃炎
扁桃炎
デルメージ氏病
ジュブレー氏病
右肺結核
左肺結核
肋間神経痛
肋間神経痛
ミンコウスキー氏徴候
ブライト氏病
レーン氏徴候
マックバネー氏圧痛点
パワー氏現象
パワー氏現象
ソーレル氏病
ソーレル氏病
モールトン氏病
モールトン氏病
頭部
咽喉
肩
上胸部
下胸部
肝臓
腸
膝
足首
足蹠

身体故障反射伝達表

足の故障と全身病との関係		身体故障反射伝達表
右偏頭痛	左偏頭痛	
左扁桃炎	右扁桃炎	
右肩こり・四十肩	左肩こり、四十肩	
左肺疾患	右肺疾患	
右肋間神経痛	心臓病、または左肋間神経痛	
脾臓、膵臓、左腎臓病	肝臓病、右腎臓病	
虫垂炎	S字状結腸、左便秘症	
左膝痛	右膝痛	
右足首ソーレル氏病	左足首ソーレル氏病	
左足先モルトン氏病（辛党）	右足先モルトン氏病（甘党）	

に置き換えたものであり、土台としての足の重要性が認識される。その経路をたどってみる。

右モルトン氏病→左ソーレル氏病→右膝関節炎→便秘→肝臓→左下胸→右胸部→左肩→右扁桃腺→左頭部

左モルトン氏病→右ソーレル氏病→左膝関節炎→盲腸炎→脾臓→右下胸→左胸部→右肩→左扁桃腺→右頭部

「故障反射伝達図」の理解を助けるために、「故障反射伝達表」としてまとめた。

この「表」や「図」は足の故障から上行す

ることを示している。

「足は万病の元」—足の診断と処置

足の診断

靴の足先がよく減る方がモルトン氏病（甲が広い方、鼻先が曲がっている方で）、扇形運動を行う。踵の外側がよく減る方がソーレル氏病（足首がよく寝る）で、上下運動を行う。ここで運動をイラスト説明する。

ⓐ足の扇形運動…モルトン氏病

・右足の例。左手でアキレス腱が伸びた踵をつかみ、右手で右脚の脛の下部を外から握り、肘(ひじ)で膝を抱くようにして、両手の調子によって右足の土踏まず以上の部分に横の振動を与え、足先、足指の付け根の炎症（モルトン氏病）や水腫を散じ、左右の足を平等に揃える。

足の扇形運動

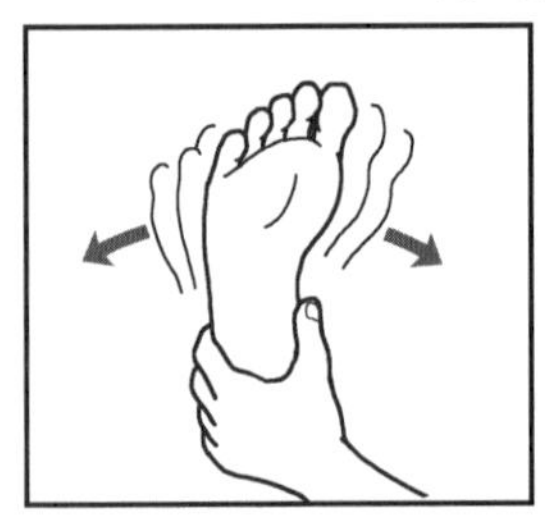

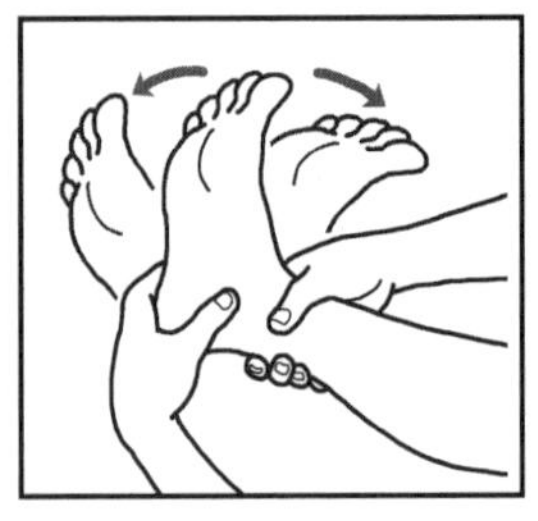

足首をしっかり固定し、踵を持って踵を支点

•運動後は1分ほどの毛管運動を行う。

注意

1．扇形運動を3日した後、1日は上下運動をする。

2．必ず反対側の足の上下運動を行う。

ⓑ足の上下運動…ソーレル氏病

•左足の例。左手で左足首を上からつかみ、右手は下から支えるようにつかむ。足首を上下に振動させて、足首の痛み（ソーレル氏病）を除き、左右の足を平等に揃える。

•運動前後に1分間ほどの毛管運動を行う。

注意

1．反対側の足は必ず扇形運動を行う。

2．上下運動を3日した後、1日は扇形運動を行う。

足の上下運動

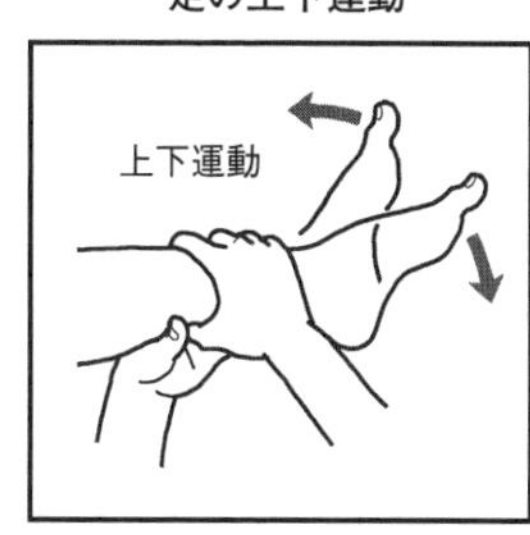

◇目による診断　目の大きさと目の玉の位置

正常な黒目の位置は、弱アルカリ性であるから、少し外よりとなる。

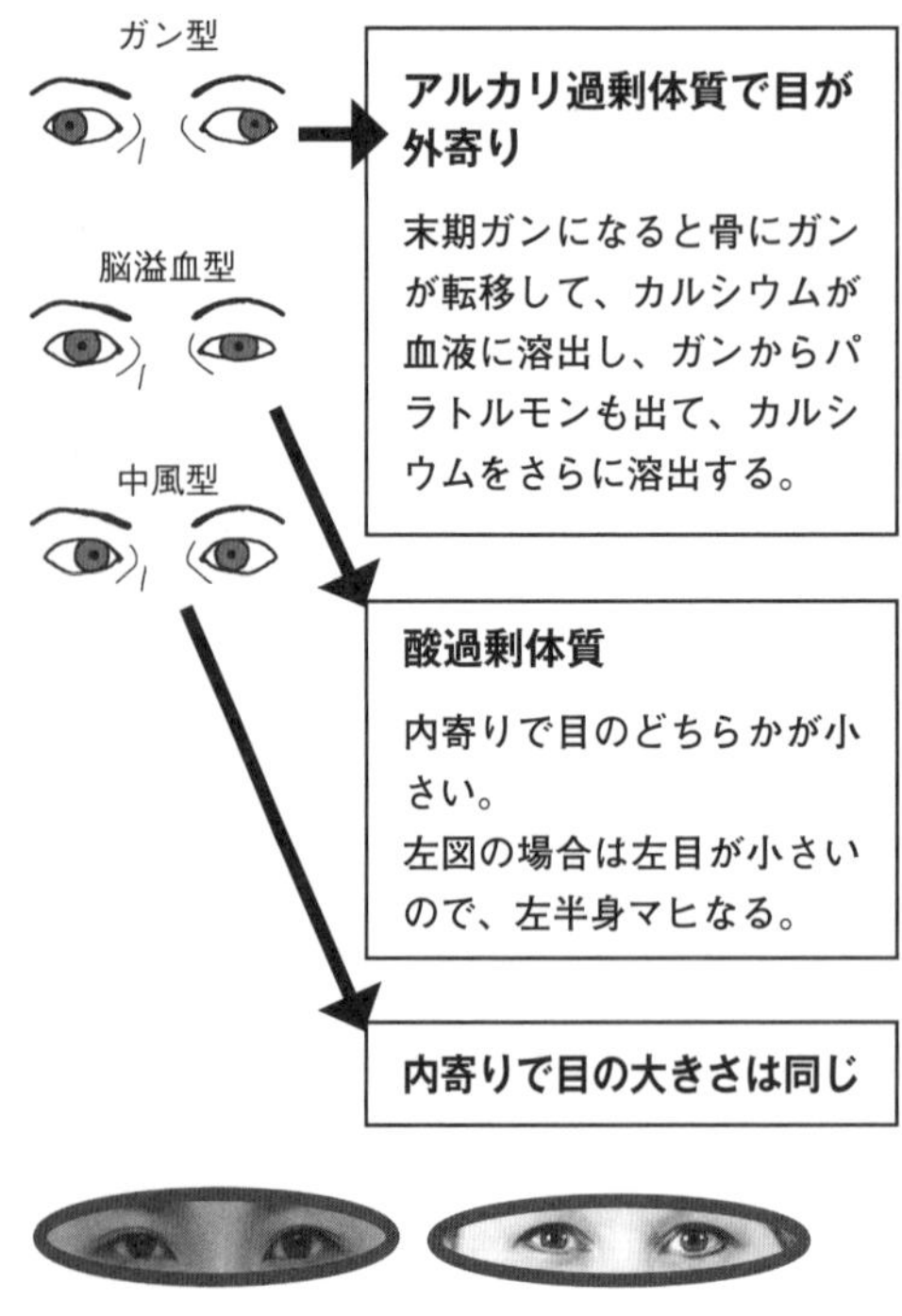

１３３頁の「身体故障反射伝達表」で説明すると、表にある右足先の「モルトン氏病」は上向して「心臓病」を経過し、頭部では「左偏頭痛」を生ずることになる。その場合、脳内で神経は左右が交差しており、左右の目の大きさにアンバランス（非対称）を生じ、右目が左目に比べて小さくなる（写真）。これを心臓病の予兆とみる。

米国では死因のトップ「心臓病」の原因と考えられる「揚げ物」についても、研究成果を紹介する。

〝Eating fried food just twice per week increases your chance of early death〟08/16/2018 / By Zoey Sky（参考：https://www.food.news/2018-08-16-eating-fried-food-just-twice-per-week-increases-your-chance-of-early-death.html）

同記事では、冒頭で「揚げ物には発ガン物質として知られているアクリルアミドがいっぱいである。研究によると、少なくとも週に2回、フライドポテトのようなものを消費することは、早期死亡のリスクを有意に増加させる可能性がある」と述べている。

『American Journal of Clinical Nutrition』が実施したこの研究では、４４００人の男性と女性（年齢は45～79歳）を8年間モニタリングし、毎週のフライドポテトの消費量に基づいて評価を行った。その結果、８年後に２３６人の参加者が亡くなったことが明らかになった。グループ内の一部の人は、最も多くのフライドポテトその他の揚げ物を消費した。

この結果から、1週間に1回以上フライドポテト料理を摂取した人々は、早死のリスクを2倍以上に高めたことがわかる。

さらに同研究では、アクリルアミドを含む「要注意」食物についても触れており、フライドポテト以外にアクリルアミド含有量の高い食品として以下を挙げている。

・ブラックオリーブ（缶詰）
・ココア（焙煎ココア豆から）
・ダーククラッシュパン
・パッケージ化されたクッキー
・ピーナッツバター
・ポテトチップス
・加工穀物
・プルーンジュース
・トーストナッツ

日本では「ポテトチップス」はよく知られている。「ココア」はチョコレートの原料、「ピーナッツバター」も要注意。しかし、コーヒーは入っていない。

足の各種操作

◇足による血管運転法（下図）

この運動の前後には必ず毛管運動を行うこと。

仰臥の姿勢で、下肢を30度ぐらい上げ、さらに30度ぐらい外方へ開いた体位で、足全体を屈伸する運動である。左右交互に行うこと。左足は動脈系であり、右足は静脈系である。

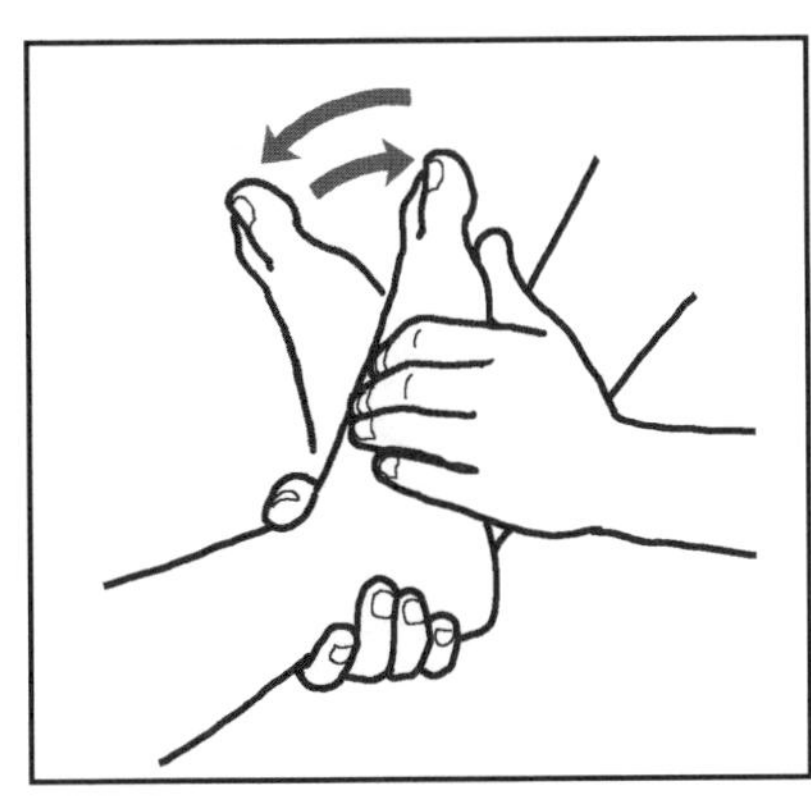

足による血管運転法

◇**足による心臓運転法（下・図右）**

この運動の前後には必ず毛管運動を行うこと。

体位は血管運転時と同じ、足の外斜め上部を甲の方へ煽（あお）るように屈する運動。したがって、手の親指は足小指の付け根にあてがう。この場合、左足は左心室を、右足は右心室を司る。心臓衰弱に陥った重症患者は左足の心臓運転法により起死回生の効果を上げることが少なくない。

◇**足による腎臓運転法（下・図左）**

この運動の前後にも必ず毛管運動をすること。

血管運転法と同じ体位で、足の左右両側を交互に捻（ひね）る運動で、手の親指を土踏まずに当てる。下図では右手と左手が反対になっており、右手で捻る。これによって左足は左側の腎臓を、また右足は右腎臓を運転することになる。

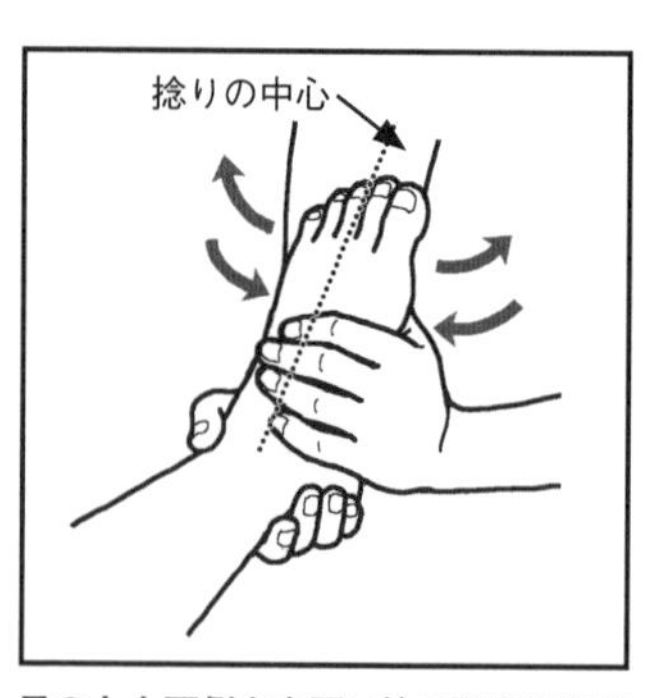

足の左右両側を交互に捻る腎臓運転法

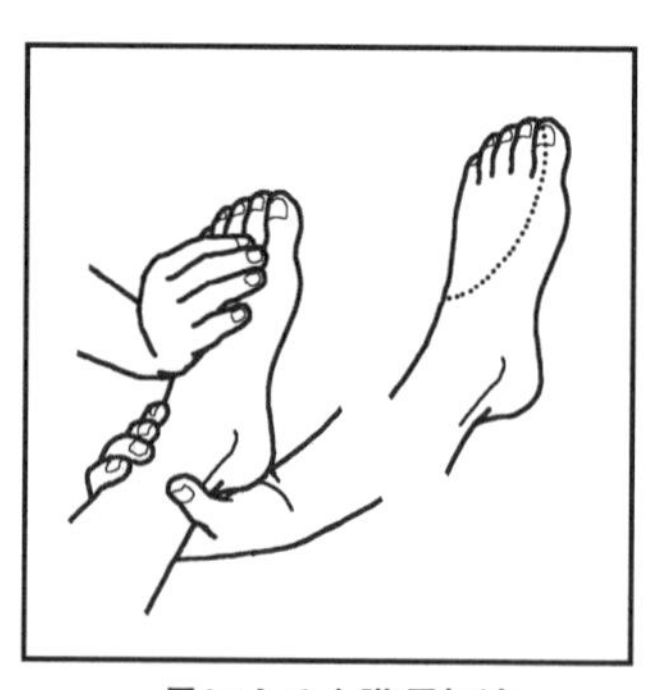
足による心臓運転法

◇脚袋療法（腕袋を併用する場合もある）

２枚合わせのタオル（またはネル）で、膝が隠れるまでのタブダブの筒状の袋を３対作り、夜間就寝前に両脚の膝上まで覆う。そして、膝上のところは、ずり落ちない程度にゴムひもなどで締めるが、きつく締めない。

効能　足が冷たい人、鼻づまり、頭痛、肩こり、熱性患者など、一般不健康者に適用。比較的口の小さい（発汗しやすい）人に脚湯の代わりに行う。

・風邪の治療の場合、10分から20分ごとに脚袋を1枚から3枚まで順次重ね、途中は便所に立たないこと。腕袋を併用する。

・微熱のある人は、脚袋2枚を常用する。ただし、どんな病人も昼間は脱いでいること。

・この脚袋と腕袋は麻疹の初期に行うと有効である（冷やさない）。

（以上『西医学健康原理実践宝典』ｐ99、１００）

歩行法

『地球を蹴る』とは歩く時に、踵を地に着けて上げない、また踵で地球を後ろへ転がすようにして歩くことである。地球という球を足で転がし、地球の方が動いている、と思えばよい。

踵を着けると、膝裏の筋肉が伸びて姿勢がよくなり、静脈がポンプ作用を起こし、グローミューを造ることができる。踵を上げると、弁のある伏在静脈が伸びず、働かなくなる（袋脛を意識するとよい）。時には、後ろ向きに歩くのも有効である。その時の足の運びは平行である。また、歩行によって股関節の屈筋（「腸腰筋」）が動き、それが胃腸等の内臓に直接に振動や刺激を与えることになる。

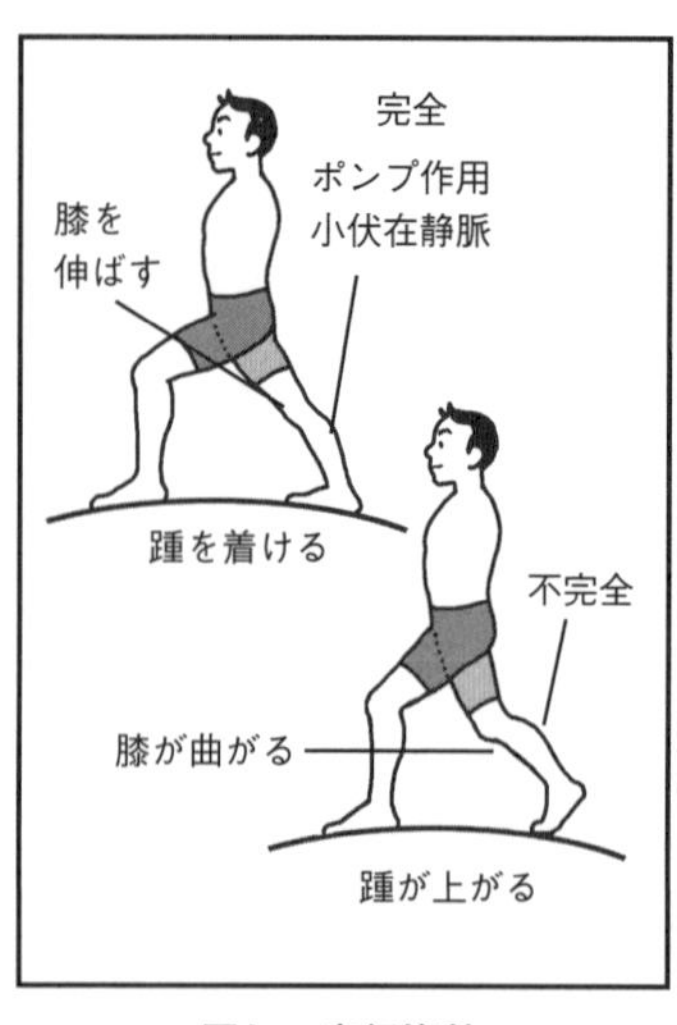

正しい歩行姿勢

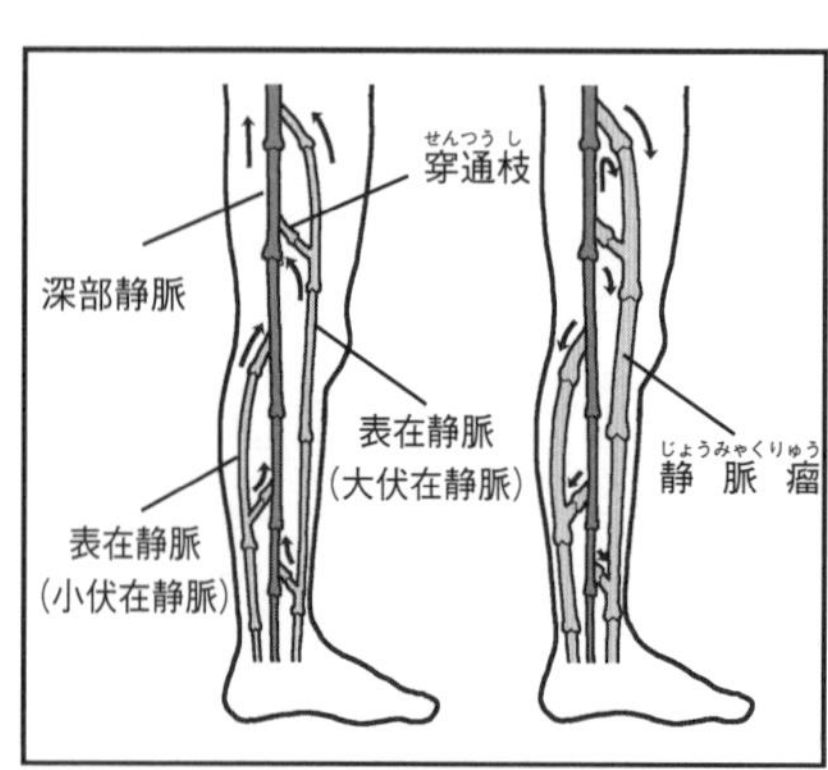

下肢の静脈

ちなみに、次のように「毎日３km以上歩く人：それ以下の人」の10年後の発ガン率（米国。藤田紘一郎『おさらい生物学』ｐ２９３講談社）は「１／２：１」とあり、「足」は「腸内細菌」の活性化、「腸（内皮）」の免疫力活性化、「心」の免疫力活性化に影響するとみなせるという。

４．精神

〝心の楽しみは良薬なり〟（『旧約聖書』箴言・第17章22節）

この格言は、精神が身体に影響を与える事実を記しており、勝造は「健康状態に関して50％の影響力がある」と、その重大性を指摘する。また、日本の「病は気から」という一句と通じるものがあり、「心身一如」観が窺える。結局、四大原則は互いに絡み合い、それらを統一するのが精神である。

なお、「我思う、故に我在り」（デカルトの形而上学(けいじじょうがく)）、とは逆の「我在り、故に我思う」（形而下学的側面）も真理である。西式では「良くなる、能くなる、善くなる」との自己暗示を勧めている。いずれも、「よくなる」と読む。

精神と身体の緊密な相関

怒る時の血液は酸性で真黒で渋い（黒褐色）。
悲しむ時の血液は酸性で茶褐色で苦味となる。
恐れる時の血液は酸性で淡紫色で酢味となる。
嬉しい時の血液は中性で桃色。

・喜び過ぎると…心臓に影響する。
・怒ると　　…肝臓に　〃　。
・取越し苦労　…脾臓に　〃　。
・心配すると　…肺臓に　〃　。
・恐れると　…腎臓に　〃　。

☆精神的過労から胃潰瘍（いかいよう）になる。

「医食同源」の観点から、食物のミネラルと精神の関係に言及したサムエル・アンダーソン博士は、その著書の中で次のように提示している。

無機塩類（ミネラル）と精神

「マンガンなければ愛情なく、カルシウムなければ発育なし。
ナトリウムとカリウムが一定の比率を保たなければ、健康の一端がくずれる。
硫黄なければ骨格弱く、珪素（ケイそ）なければ忍耐力なし。
マグネシウムなければ骨格の成分脆（もろ）く、筋肉に締まりなく、
食塩なければ衰弱す（疲労が回復しない）。
鉄がなければ健康色なく、銅がなければ結核に冒されやすく、
燐（リン）なければ智恵もなし。
沃素（ヨウそ）なければ身体各部に異常を起こし、根気がない（克己心）。
弗素（フッそ）なければ若さも保てず」
（「食物の偏りによって性格も偏る。生まれてからでは遅い」）

神経の働きと潜在意識の作用

心理学や精神分析学では、考えが潜在意識に移されると、それは脳細胞に刻み込まれるとされる。どんな考えであっても、一つの考えを潜在意識が受け取るや否や、直ちにその考えの実現に向かって、潜在意識は動き始める。それは観念連合によって働き、目的を実現させるため、私たちが生涯のうちに集めた無限の力とエネルギーおよび知識を残らず利用し、目的を実行させるためには自然界の法則を残らず動員する。

時として、直ちに実現をもたらすこともあり、また何日、何週間、あるいはもっと長くかかることもあるが、それは必ず実現に向かって働いてくれるものなのである。

潜在意識は眠ることも休むこともなく、1日24時間中働き続けており、現在意識の働きが弱まっている時には特に潜在意識が強く働いている。潜在意識に冗談が通じない。それは何でもかんでも、実現してしまう力を持っている。つまり、良いことを思えば、良いことが起こり、悪いことを想像すれば、悪いことが起こるというわけである。また、「意思によって健康にも不健康にもなる」。

「思惟は運命をつくる」＝「人が心に思惟するということはすべてその人の細胞の配列が

そうなって、その行動をとる。その行動は習慣をつくり、それは更に性格となり、性格は遂に運命をつくり上げる」（心理学者C. A. Hall）

"We sow our thoughts and we reap our actions.
〃 〃 〃 actions 〃 〃 〃 〃 habits.
〃 〃 〃 habits. 〃 〃 〃 〃 character.
〃 〃 〃 character. 〃 〃 〃 〃 destiny."

訳

『我々は我々の考え（思惟）の種を蒔いて、我々は我々の行動（行為）を刈り取る。
我々は我々の行動の種を蒔いて、我々は我々の習慣を刈り取る。
我々は我々の習慣の種を蒔いて、我々は我々の性格（性質）を刈り取る。
我々は我々の性格（性質）の種を蒔いて、我々は我々の運命を刈り取る』

現在では、実業家のフランク・アウトローは次のように言い換える。

「自分の考えに気をつけよう。それは言葉になる。

自分の言葉に気をつけよう。それは行動になる。
自分の行動に気をつけよう。それは習慣になる。
自分の習慣に気をつけよう。それは人格になる。
自分の人格に気をつけよう。それは運命になる。」
（スティービー・クレオ・ダービック『新 自分を磨く方法』ディスカバー21）

（参考）「三動」＝衝動から行動が起こり、感動に結びつく。

【補足】山梨大学医学部研究グループの「こころのメカニズム発表」（2020・6・23）
「前向きな気持ちはアレルギーを改善させる」―脳内ドーパミン報酬系の活性化はアレルギー反応を抑制する―
「花粉症や気管支ぜんそく、アトピー性皮膚炎などのアレルギー疾患では、ポジティブな精神状態が、症状や薬の効果に大きな影響を及ぼす可能性が示唆されていましたが、生物学的なメカニズムは不明でした。」と記されており、その研究目的が心と生物学的メカニズムの関係解明にあり、次のような研究成果を得られたことを発表している。
「研究の意義（学術的意義）

本研究によって、前向きな感情を脳内で司るドーパミン報酬系の活性化はアレルギー反応を抑えることがわかりました。この結果は、ポジティブな精神状態を生み出す特定の脳内ネットワークとアレルギーを生じる免疫のしくみが密接に関係していることを直接的に証明した世界で初めての知見です。こころとアレルギーの関係を明らかにしていくことは21世紀のアレルギー／医学研究の大きなテーマの1つですが、本研究はその先駆けです。」

この研究により、西式の「良・能・善」の暗示的意義が傍証されたことになる。

まとめ

健康は四大条件によって守られている。

「万病の基」であるとともに「健康の基」である。

（1）人間を保護するもの…皮膚
（2）人間を養うもの　　…栄養
（3）人間を運営するもの…四肢
（4）人間を統一するもの…精神

四大原則と四大不調

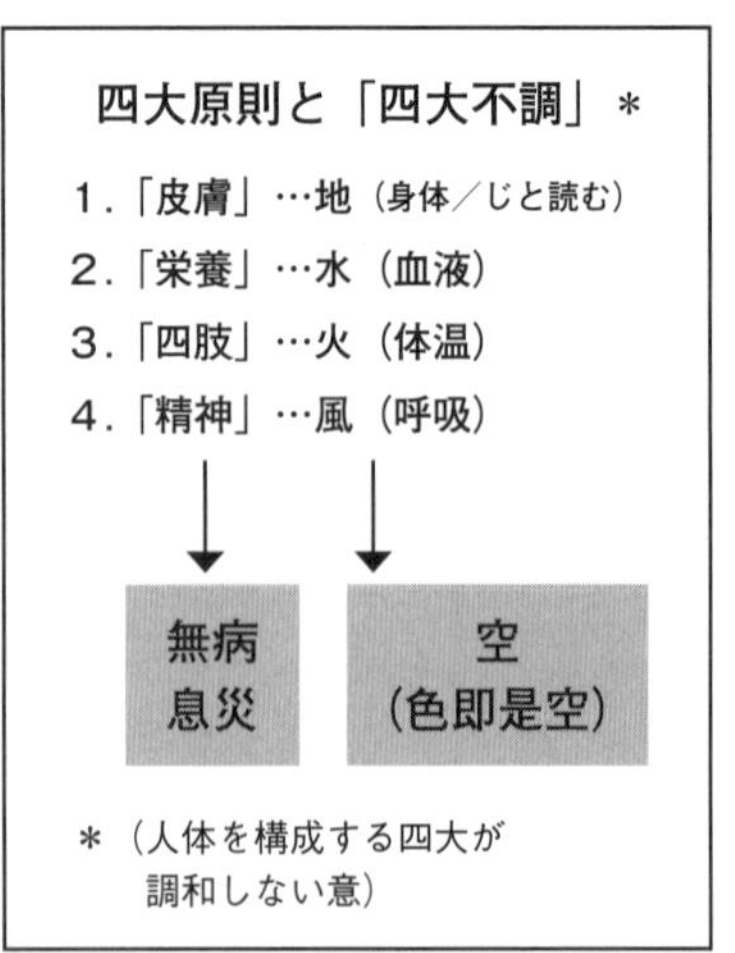

真の保健とは、皮膚・栄養・四肢・精神のすべてが、酸・塩基の平衡を失わぬようにすることであり、真の治療とは酸性またはアルカリ性に傾いた体液を回復しようとする自然の良能を補助し、この際、犠牲にされた他の部分を速やかに正常な状態に戻

環境および体液と疾病の関係

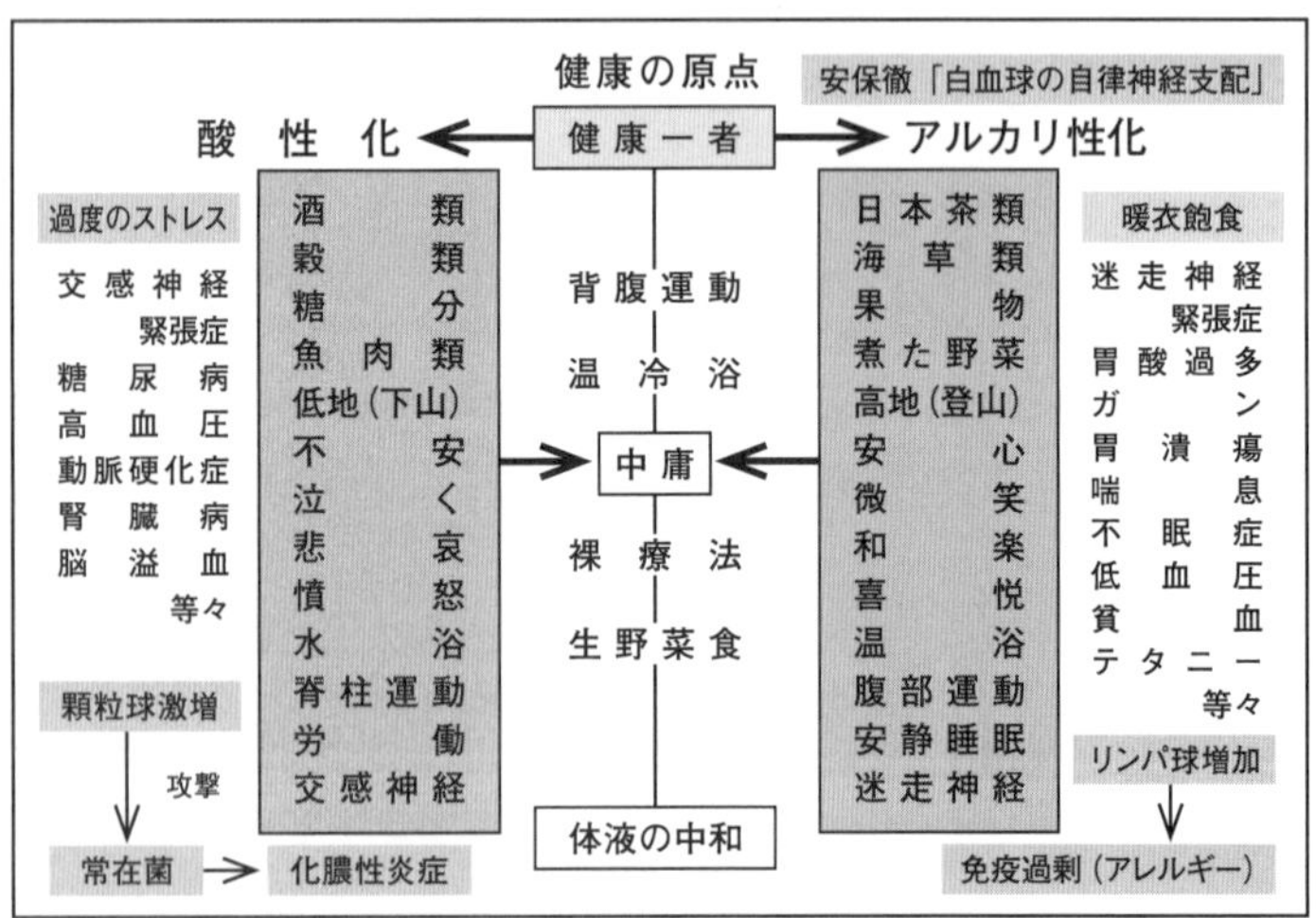

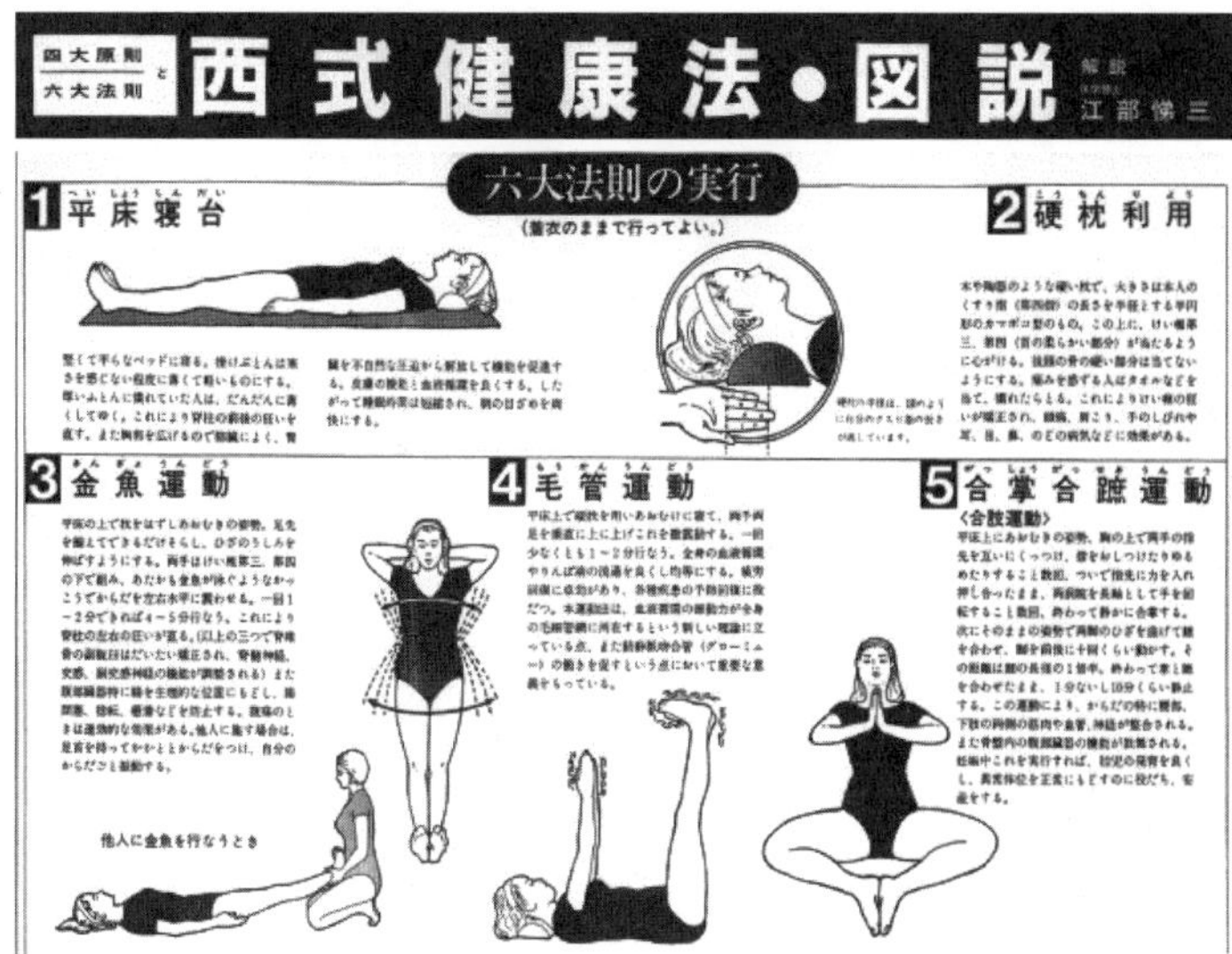

し、もって、体内の酸・塩基の平衡を実現せしむること（西勝造「西医学の数学的解説の応用」）

・四原則と意思の自由（精神）

「厚着・薄着・裸体、温浴・水浴・乾布摩擦、美食・粗食、大食・少食・断食、歩く・走る、電車・自動車等に乗る、思想・信仰・言論の自由。」「習慣は遺伝子を書き換える」（新谷弘実『病気にならない生き方』）

第2章

西医学の「六大法則」とは？

六大法則は勝造をして「最高の療法である」と言わしめた治療法である。

1．平床（布施）

「敷きぶとんの代わりに、なるべく平らでかたい平牀を用いること。掛けぶとんは、寒くない程度にして、厚くなく、軽いのがよい。（平床に）仰臥して、就寝中常用のこと。」（『健康生活大全』ｐ５６２）

勝造は力学的に考察する。

「平牀は重力に対して最も安定した平面であり、全身の筋肉が弛緩し、安静に休養ができる（「酸とアルカリの中和が図れる」小椋）。平牀が就寝にとって最適であることの証明は地球物理学によらねばならない。世界のいずれの場所においても、特に北緯30度以南の寝床は板がよく、北緯30度から50度の間は、板よりベニヤ板のようなものがよい」（西勝造「栄養エネルギーの本質と構成（1）」）。

ただし、平床はコンクリート平床がよい、と勝造は書いている。

二足歩行等による椎骨（ついこつ）の副脱臼（＝ねじれや傾斜等の凹凸（おうとつ））を平床（重力）によって矯（きょう）

正し、椎間孔から出る神経や血管の圧迫マヒを除去する。また、平床上に休む時は足先を立てて寝るが、これは踵の出っ張りを防ぎ、直角に保つ方法である。ただし冬期は火燵を使用しない。

平床に8時間仰臥すれば、皮膚機能が敏感に働くため、血液循環を高め、腎臓機能が活発に働く（生食では3時間でよい）。また脊椎の左右から脊髄神経が31対出ており、前根と後根とに分かれ、前根が運動神経につながり、後根は皮膚表面につながっており、体内諸器官を経て、その末梢が皮膚にくる。その神経を働かすには、脊柱の歪みを解消し、整列させることが必要である（金魚運動が必要）。したがって、日頃から姿勢をよくすると同時に、平床によって皮膚機能を整備しておく。

小椋先生談（勝造談でもある）

- 平床に2時間30分安静に仰臥できる人は健康体である。
- 昼食後平床に15分ほど安静に仰臥すると、食事が完全に消化される。
- 日中は太陽が頂点にある午前11時から午後1時の間は生食も充分消化吸収するからよろしい。健常者が健康保持に生食だけでなく、少し煮たものも食べてよろしい（半生食）。

ただし、疾患のある人はやはり指導を正しく守っていただきたい。

•平床に寝ると、神経は求心性に働き、60兆の細胞に血液を配給し、自己の身体を構成する各細胞に対し、真の慈悲を施すことになる。

効能について。

1. 脊柱の前後の狂いを正す。
2. 全身が安静に休養する。したがって、安眠ができ、疲労が回復して睡眠時間が少なくてすむ。
3. 全身の筋肉が完全に弛緩する（緊張を緩める）。
4. 神経系統が鼓舞されるから、疲労がとれる。
5. 血液循環がよくなる。
6. 皮膚の機能がよくなる。
7. 内臓の位置が正しくなる。
8. 腎機能がよく働くから、一日中の老廃物が速く処理でき、翌日まで疲労が残らない。
9. 腸の働きがよくなるから、便秘を防ぎ、頭脳も明快になる。

10.「脊髄は第二の脳髄なり」

近年、脊柱側彎(そくわん)など脊柱の異常が少なくない。それは主に欧米のベッドの使用が原因と考えられる。生活の欧米化が健康問題をもたらしている例は少なくない。故ケネディ大統領も実は脊柱の障害者であって、日頃は松葉杖をついていたが、公の場ではその姿を見せなかった。また、哲学者ジョン・ロックは自らの教育論において暖衣飽食を次のように戒めている。

Let his bed be hard.

「ベッドは堅い方がよく、羽根布団よりはむしろ刺し子の布団をお使いなさい。堅いベッドに寝ると、身体の各部分が丈夫になるが、毎晩身体をとろかすような羽根布団にくるまって寝ると、ともすると病弱になり、一足お先に墓場に急ぐことになる。また腎臓をこうして暖かくくるむためにおこる結石その他のいくつかの病気、およびそれらの大本である柔弱な体質は、綿毛のベッドのせいであることが非常に多

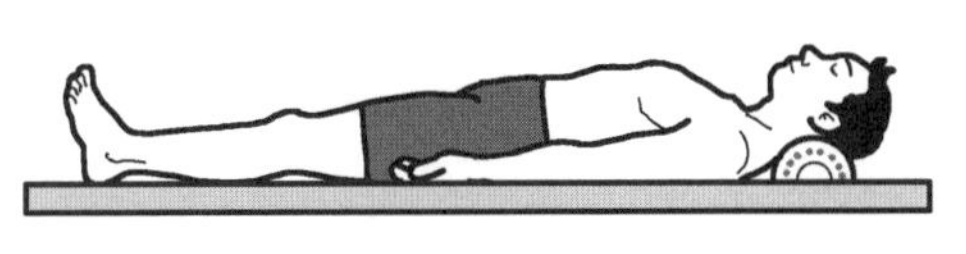

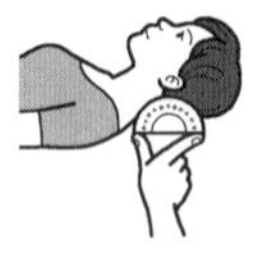

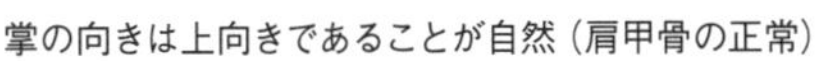

掌の向きは上向きであることが自然（肩甲骨の正常）

いのである。（以下略）（ロック『教育論』「身体と健康」二十二／明治図書刊）

脊柱不正

直立歩行で頭脳的進化と身体的退化の矛盾発生。脊柱は四足歩行で梁（はり）であったが、二足歩行で柱となる。33箇の椎骨と副脱臼が見られ、例えばゴルフのスイングで胸椎10番の副脱臼で腎臓病となる。

脊柱骨番号測定図

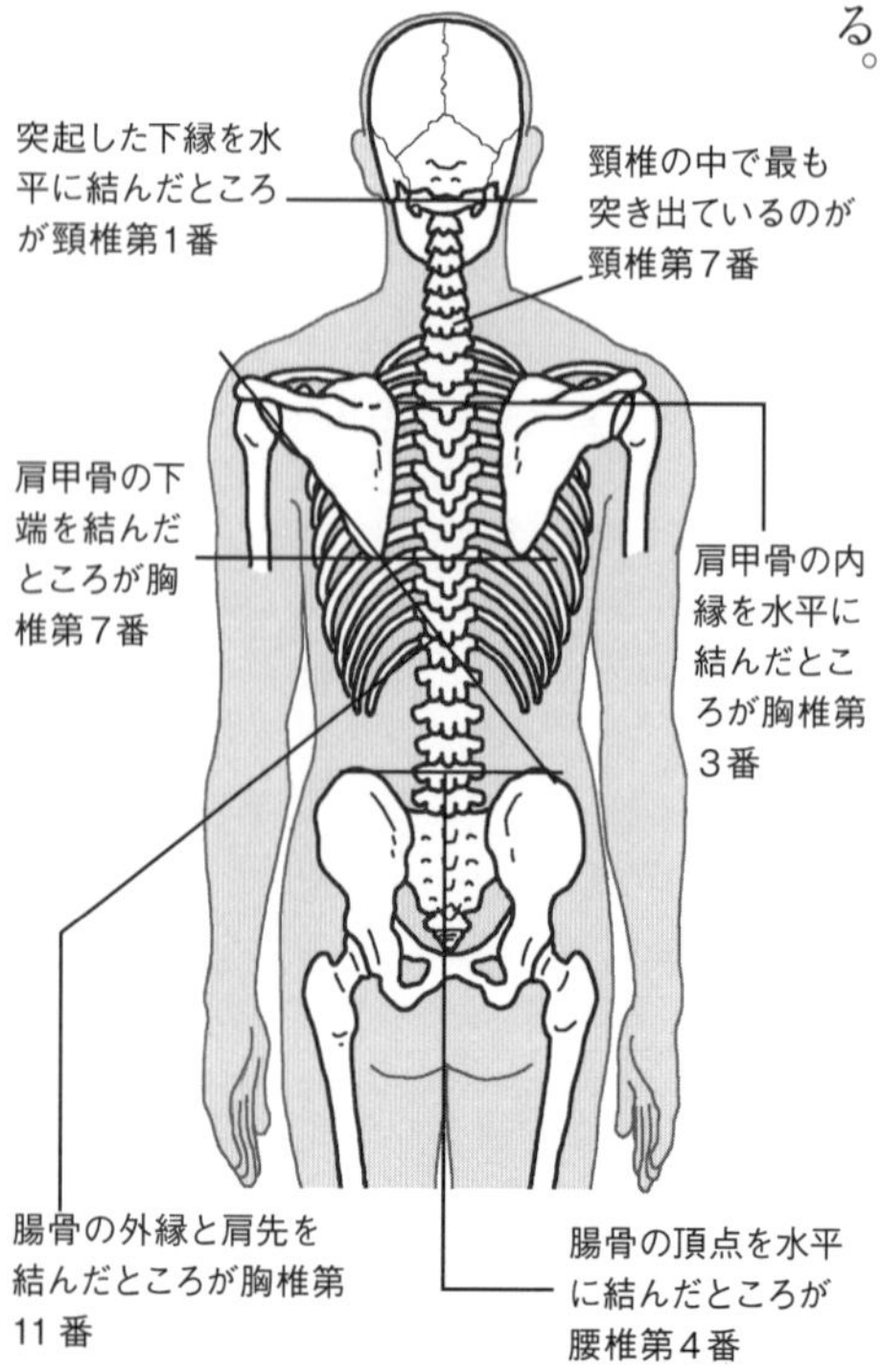

頸椎Ｃ（Vertebrae cerricales）７個
胸椎Ｄ（Vertebrae thoracales）12個
腰椎Ｌ（Vertebrae lumbales）５個
仙骨Ｓ（Os sacrum）癒着５個
尾骨（Os coccygis）癒着４個

上部頸椎　Ｃ１～Ｃ３
中部頸椎　Ｃ４、Ｃ５
下部頸椎　Ｃ６、Ｃ７
上部胸椎　Ｄ１～Ｄ４
中部胸椎　Ｄ５～Ｄ８

脊椎と内臓の相関

①Ｄ１、２は心臓
②Ｄ３は肺臓
③Ｄ４は肝臓内部

④Ｄ５、６、７は胃全体
⑤Ｄ５は幽門
⑥Ｄ６、10は腎臓につながる血管
⑦Ｄ７は胃体
⑧Ｄ８は肝臓の外部
⑨Ｄ９は副腎
⑩Ｄ10は腎臓
⑪Ｄ６、９は脾臓
⑫Ｄ11、12は小腸
⑬Ｌ１、２は大腸
⑭Ｌ２（右側）は盲腸
⑮Ｌ４は子宮、生殖器（前立腺）
⑯Ｌ５は足および肛門

2．硬枕（持戒）

重い頭部による頸椎骨の圧迫の除去と亜脱臼の矯正。肩こり・顔面の諸器官（目耳鼻咽喉）・小脳延髄・手足の神経マヒ除去・熟睡。頭脳労働者には必須。応用例、頸椎の捻挫等の治療は左右に10回ずつ倒すとあるが、著者自身のむち打ち症の療法としては、操体法は効果があった。

「枕の大きさ（高さ）は、本人の（左手）薬指の長さを半径とする丸太の二つ割り（円柱の半分）。長さは高さの四倍乃至四倍半、頸椎四番（のど仏の真後ろ）を中心に、丸味の方を頸部にあてて仰臥し、就寝中常用。」（『健康生活大全』p565）

薬指は神経を最も働かせる。ただし、病気の場合は枕をしない方がよい。首の後ろ側にある迷走神経を緊張させるから。なお、石枕は頸椎骨を摩耗するのでよくない。

硬枕の使い方

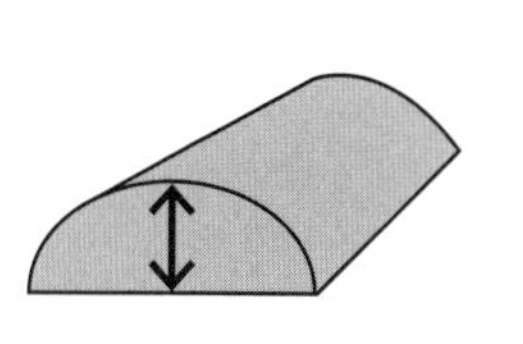
薬指（左手）と枕の高さが同じもの

頸椎「４番」を
中心に丸みの方を
頸部にあてます
寝た時顔が平らになるように枕をあてます。

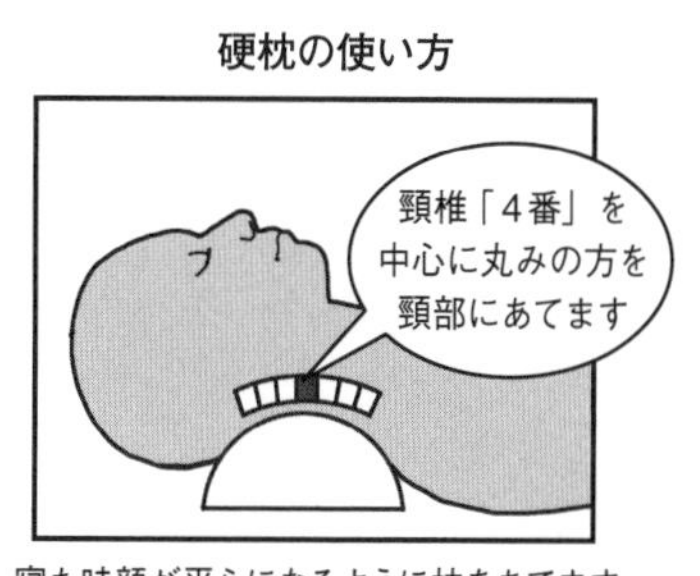

硬枕の高さは「手の少陽三焦経」から示唆を受けたのであろう。

第4指より始まり前腕背側より肘外側を通り、上腕外側より肩に至り、胆経と交わる。別系は心包に連絡し、横隔膜を下り、三焦に所属する。分脈は頸部を通り耳後部を巡り頬部から眼下部に至る。また別脈は耳中を通り胆経に連絡する。

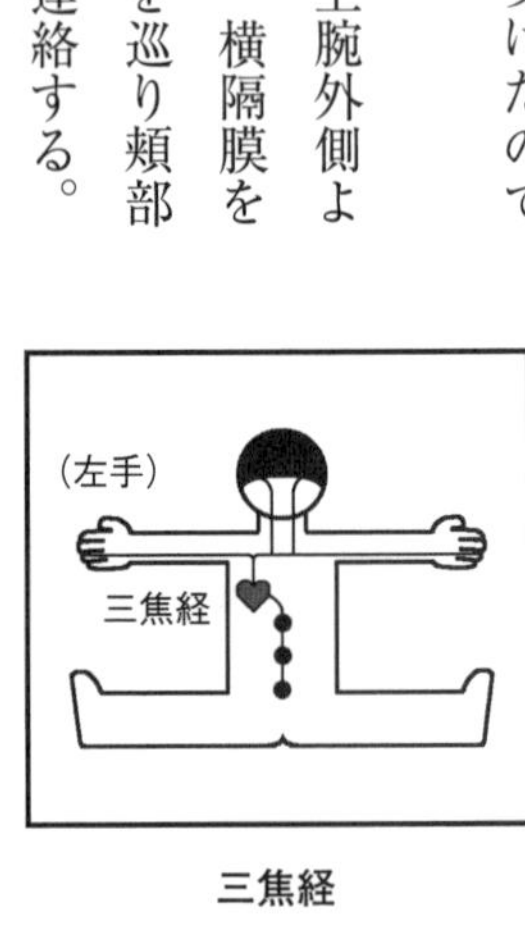

三焦経

3. 金魚運動（金魚式脊柱整正法）（忍辱）

「（平床に）仰臥して、枕を除き身体をなるべく、一直線に伸ばし、（略）両肘で調子をとって魚類の泳ぐ真似をこまかく素早く行なうこと。朝夕一、二分間ずつ。」（『健康生活大全』p568）

脊柱の左右の副脱臼を矯正する運動で、腸管への微動による内容を均等化し（「糞便均し」）、腸捻転・閉塞の予防や腸管の癒着を防ぐ。腸管の蠕動運動の鼓舞・骨髄内の赤血球生成・機能刺激増進・便通促進等に効果がある。なお、腰痛の原因となる「仙腸関節」の萎縮を改善し、治癒にも導く。

方法

両手を組んで、頸椎の3、4、5番のあたりに当て、両肘を張る。両足先は揃えて、足裏を一平面にし、そっくり返すようにして素早く金魚の泳ぐ真似を行う。この時、全身の力を抜き完全な弛緩の状態になっているから、顎を引き、腰と背中を伸ばして、腰と背中が交互に動くように行う（『西医学』1976．7、p46）。これにより、アキレス腱から腓腹筋を伸展し、下肢静脈のポンプ作用を促す。また、下肢の神経は主として腰椎より発しているので、平床と相まってそれを整えることになる（『西医学』1968．5、p37）。

他人が施術する場合、両足首を持って引っ張りながら、左右に小さく振動させる。

◇金魚運動の応用例に、膝抱え金魚、合掌金魚、触手金魚、腰金魚、膝立て金魚、伏臥（ふくが）金魚等がある。

合掌金魚（両手指先組合式金魚法）は、「仰

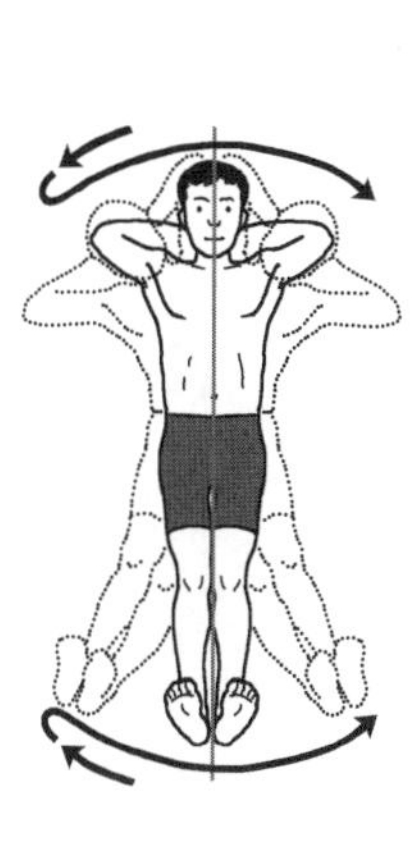

金魚運動

臥し腕を曲げずに両手を突き出し（上げ）、手の指先を組合せ、その握りを不調の患部の真上、すなわち胃症は胃の垂直上部に保持し、両手丈（だけ）を少し早めに左右に振動すれば、脊柱に振動を及ぼし、所要の主神経に関わる脊椎（胃では胸椎5、6、7）の乱れを整正し得べく、従って、漸次患部も治癒する」（「テトラパシー」第一巻p344）。

膝立て金魚は脚湯をする形で膝を立てて、脚で背中全体を支えて左右に金魚運動をすることで、放屁（ほうひ）を旺盛にし、腸の蠕動運動ができるようになる。次に右足を左側へ伸ばし、左脚を右へ伸ばし、身体を捻る。また膝立て金魚をやって脚を逆にする。

小椋先生談「金魚運動の効能」

1．脊椎骨の側彎曲（左右の副脱臼）を整える。

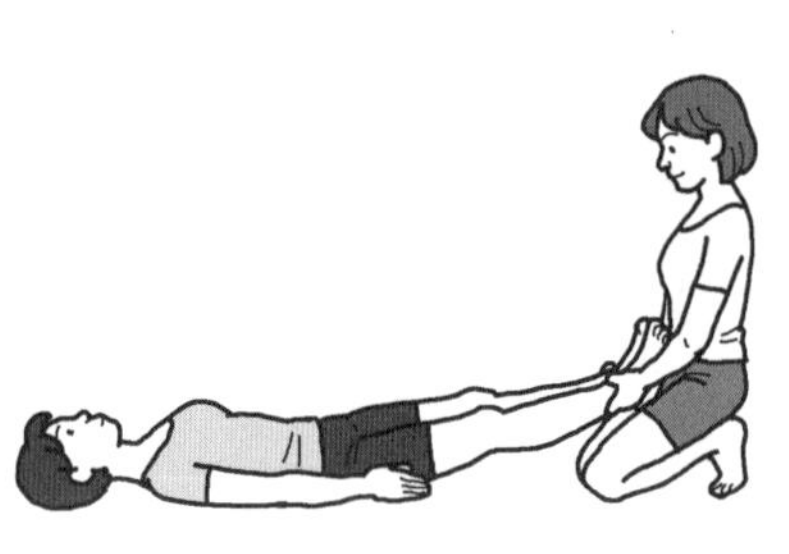

他人が施術する場合

2. 末梢神経のマヒを除く。
3. 全身の神経機能を整える。
4. 便秘の解消（腸と内臓の働きがよくなる）
5. 内臓下垂を改善する。
6. 腸閉塞の予防法であり治療法である。
7. 虫垂炎の予防と治療法である。
8. 腸本来の働きを改善する（直立歩行による腸の重畳（ちょうじょう）を治癒する）。

注意：左右にある器官に対しては金魚運動を優先する（先に実施する）。
中央にある器官（例として心臓）に対しては、毛管運動を優先させる。

宿便と憩室

これらは医学用語の如く使用されるが、勝造の造語であることは知られていない。今日では宿便の存在を否定する研究

「腹部の解剖図」

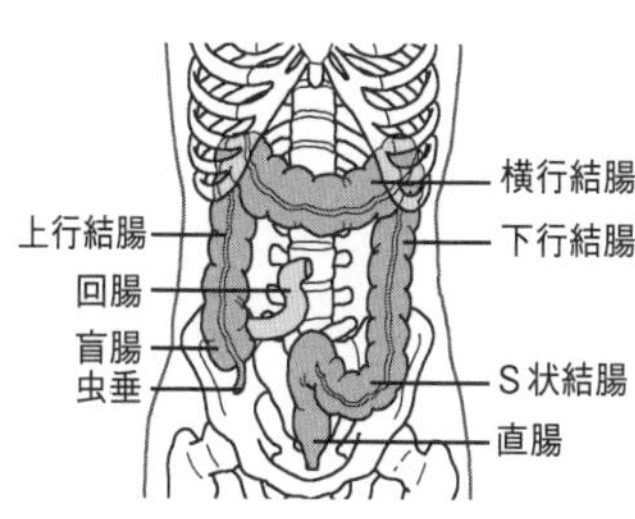

者の声もあるが、勝造は九州での炭坑時代、落盤事故などで亡くなった遺体を医師の傍ら（かたわら）で検分し、宿便を確認していたのである。なお、憩室は主に排便時の過度な「息み」や「食物繊維不足」などの原因が考えられる。

4. 毛管運動（毛管作用発現法）（精進）

先ず四肢の静脈弁を整正し、静脈血の還流を促し、リンパ液の移動を活発にし、グローミューの活動・再生を促し、老化を防ぐ。（『西医学健康原理実践宝典』p52）

方法

①両手両足を垂直に挙げ、蹠をできるだけ水平にし、1～2分間微振動させる。手の振動方向は掌の平面内にあるようにし、中指だけは幾分上方へ引っ張られた感じで充分に張り伸ばし、他の四指は力を抜いて緩めた状態で振る。つまり指先で天井を突き上げる気持ちで、上下振動させる。特に尺骨と橈骨（とうこつ）が離開している場合、この振動法によって毛管を行うと、最も効果が発揮され、鼻づまりなどが消失する。

足は踵で天井を蹴るつもり（アキレス腱の伸張）で行うと、膝が段々真っ直ぐに伸びてくる。下肢を動かすには、股の付け根から振動を上へ伝えるようにして行う（『西医学』1968・5、p37）。いずれにしても、周囲の柱や建具を動かしてやろうとの思いで、手足の付け根から振ることが大切である。それは大腿骨と上腕骨を（微）振動させることであり、血液が脊柱、大腿骨、上腕骨（赤色骨髄）で造られることからも、働き（造血作用）を鼓舞することになる（『西医学』1976．7）。なお、50歳以上は手の毛管を始終することで、黒いシミや皺の予防となる。

毛管運動は朝夕2～3分でよいのに、機械等を利用して長く行うと、食欲旺盛（食いしんぼ）になる。ただし、脳性小児マヒ等は機械で5～6分行う必要がある。2年間、金魚と毛管運動を就寝前の2分間行うと、冷えなくなる。

②運動後も足を挙げたまま、手首と共に足首の外転10回、内転10回、前後10回の割合で心臓・腎臓・血管の運動法を行う（内輪＝内股の人は外旋を主に、外輪＝外股の人は内旋を主に）。ちなみに、「足首を回してみて、足の指がバラバラに動くような方は、どこかに故障のある方です。どっちの方へ回しても、指が蹠と平らになっていなければいけません。

親指が動く方は動脈硬化、中指が動く方は腎臓が悪い」（西勝造講演録「足は万病の基」１９３７／５／16 室蘭女子小学校、『健康を求めて』柿茶創業五十周年記念誌）。

これは腎臓運転であり心臓運転、血管運転でもある（腎臓・心臓・血管の手当て）。ちなみに、手首の運動（８個の手根骨（しゅこんこつ）の柔軟運動）は手の自由な働きを引き出すために必要である。なお足首を中心に「寿」（「馬」）の字を３回書くことも、足首を柔軟にして足を整える（『西医学』１９６８・５、ｐ38）。

③少しの間（約１分）、毛管運動を行う。

なお、西式の機械を利用（足枠毛管）すれば20分間、壁に足をもたれかけた状態なら30分間行う（ヨガのViparita Karani のポーズ）。西式ではヨガのポーズに微

毛管運動

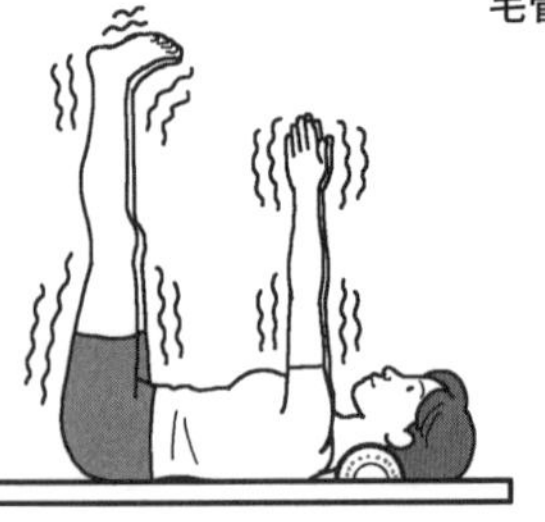

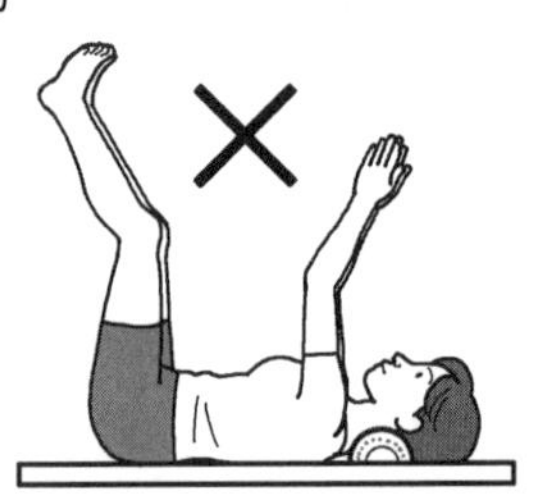

このように膝と肘が曲がってはいけません

振動を与えて、静脈還流を旺盛にした。直立による手と足との血液循環の不等速（約1分の差）を正常にし、脚部鬱血（膝上10チセンぐらいから下部にリンパ液等が滞る。指先も同様）の除去（帰路循環）、四肢の静脈弁の整斉および大腿骨と上腕骨による造血作用を鼓舞する。

小椋先生談「毛管運動の効果」

1. 毛細管現象は垂直の方向において最大を示す。
2. 帰路循環が促進される（流水不腐）。
3. 毛細管の収縮によりグローミューが開通する。
4. 手足のマヒがとれる。
5. 高血圧・低血圧を正常にする。
6. 赤色骨髄を刺激して、新しい血液を生成する。

血液・リンパ液の正常循環を促進し、化膿を防ぎ、常に新鮮な血液を注ぐ。

◇男性用45度毛管運動（写真）

垂直に挙げた足を左右にできるだけ開脚した状態（内転筋のストレッチ。肩幅より広げる）で、5分ないし10分の毛管運動を1日に何度も繰り返す。これは前立腺肥大（ガン）の予防ともなる。

◇女性用45度毛管運動

平床に近い最も低い位置で開脚し、毛管運動を行う。女性生殖器の発達と婦人病の予防となる。

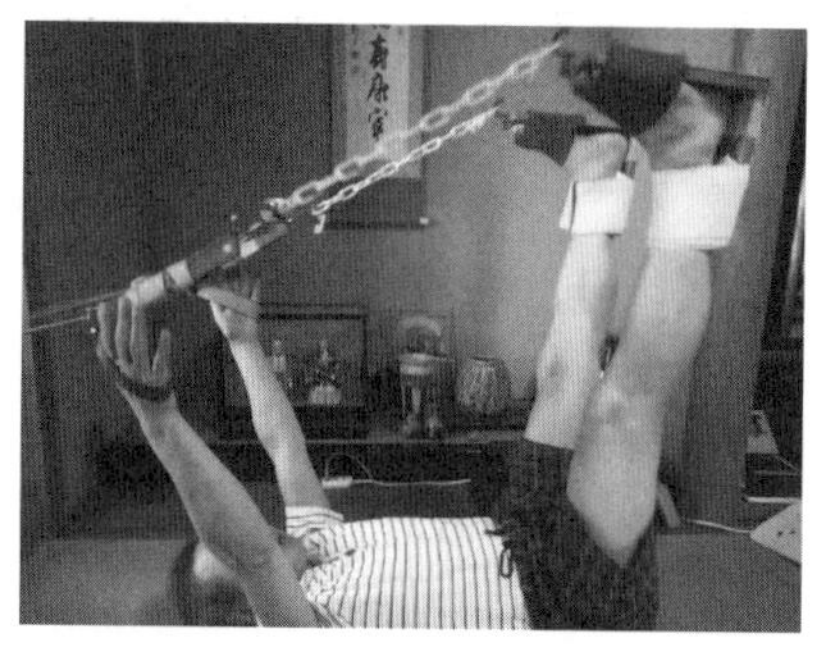

脚の過労や酷使からくる「むくみ」や「けいれん」にも威力を発揮する。
20分間使用する時は、L字型の「足枠」に足首を固定して、毛管運動をする。

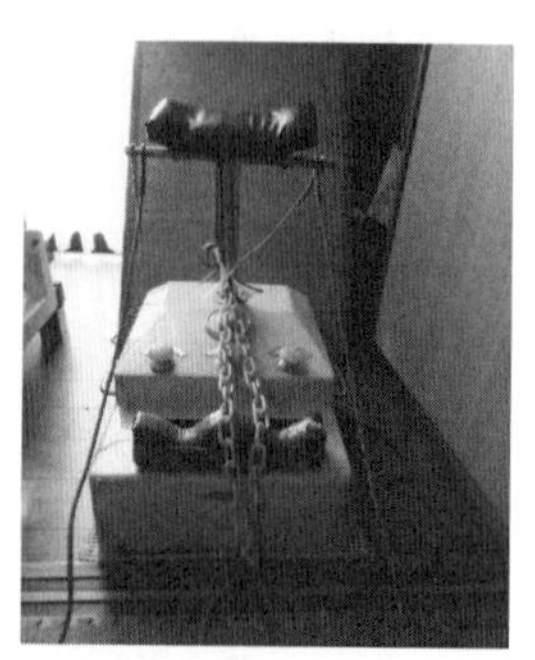

毛管運動と金魚運動等ができる家庭用健康機

5．合掌合蹠法（禅定）

「平牀上に仰臥し、硬枕を用い、まず両手の指を開いて指頭を合わせ、これを両側から押し付けるようにする運動を数回、つぎにそのままの位置で手を前腕を軸として前後に充分に回転往復すること数回、ついで手を垂直の方向に立てた位置で合掌する。

これと同時に、膝を曲げて開き、蹠を合わせて合蹠する。

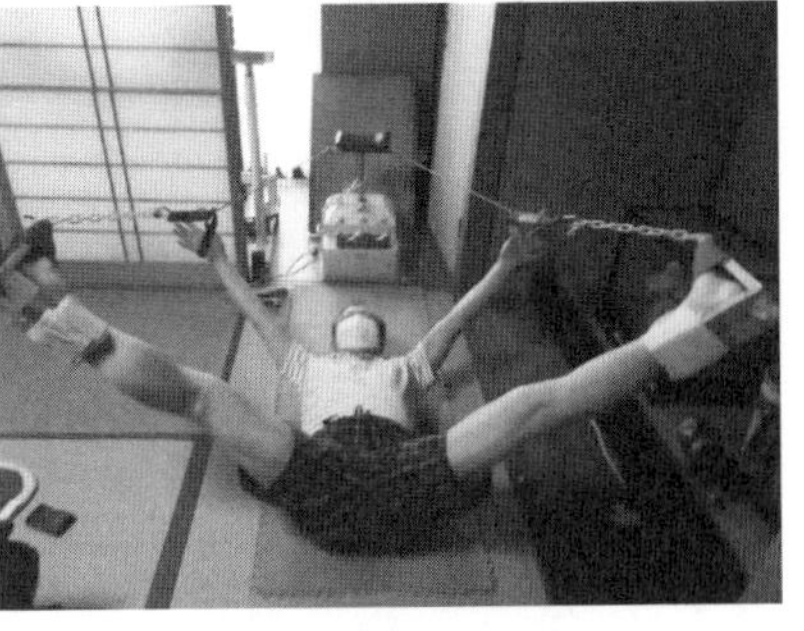

開脚45度足枠毛管

つぎに合掌した手は、そのまま頭上に充分に伸ばし、この運動と同時に合蹠した足を、蹠の離れない程度に伸ばし、ついで、手を元の位置に帰し、同時に踵をなるべく臀部に引付けるようにする。この往復運動を、手足同時に十数回行ない、手は頭上に極力伸ばし、足は蹠の長さの一倍半程度に往復せしめ、手掌と蹠とは、常に離れないようにする。これを朝夕一回ずつ寝床の中などで行なう」（『健康生活大全』p573）

平床、硬枕、金魚運動、毛管運動をして、果たして左右の神経が揃ったかどうか、それをテストするのが合掌合蹠である。つまり、身体左右、特に四肢の筋肉や神経を平等に揃え、その調和（禅定）を図る。

小椋先生談

平床上に仰向きの姿勢。まず、タオル等で脚裏を伸展し、次に足の扇形・上下運動によって足を整正する。次にそのままの姿勢で両脚の膝を曲げて蹠（足裏）を合わせ、脚を前後に10回くらい動かす。その距離は足裏の1倍半。終わって掌と蹠を合わせたまま（合掌合蹠）、1分ないし10分くらい静止する。

この運動により、身体の特に腰部、下肢の両側の筋肉や血管、神経が整合される。また骨盤内の腹部臓器の機能が鼓舞される。妊娠中これを実行すれば、胎児の発育をよくし、異常体位を正常に戻すのに役立ち、安産をする。

【準備運動】

まず下肢の柔軟法（後面伸展・外側面伸展運動）を右足から実施する。次に同じく右足から足先の扇形運動（モルトン氏病）か、足首の上下運動（ソーレル氏病）を1分半行い、左足は右足と反対の運動を行う。

骨盤底・腹部・上腿・下腿足等の筋肉および神経の機能、血液循環等を調整し、胎児の発育順調・位置正常化の安産法、婦人病予防に効果がある。

準備運動（下肢柔軟法）

脚の柔軟にはタオルを使用するとよい。

①後面伸展運動（下図）

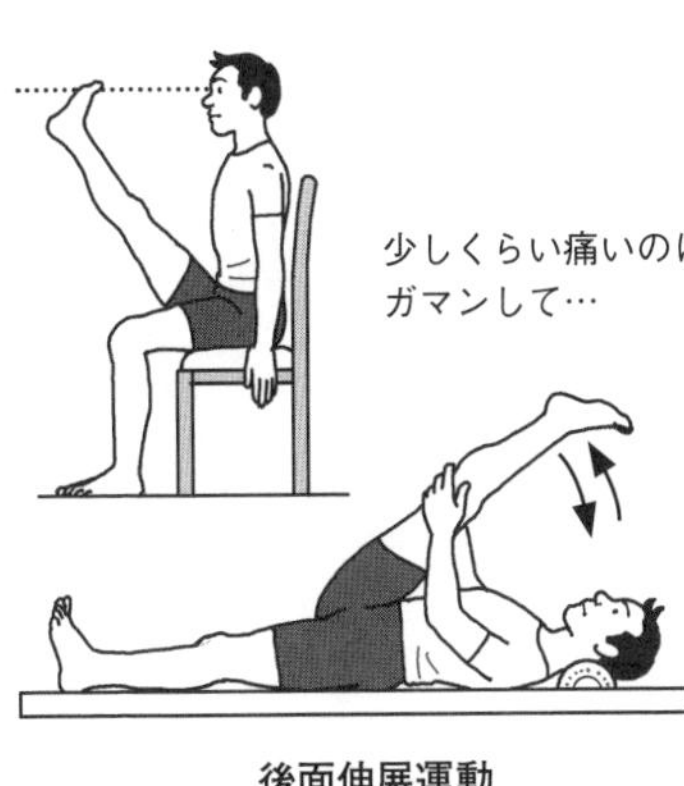

後面伸展運動

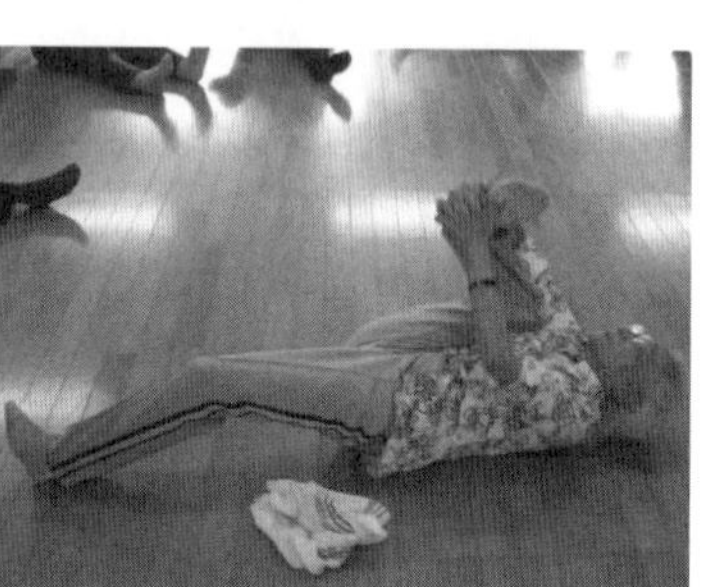

後面伸展運動

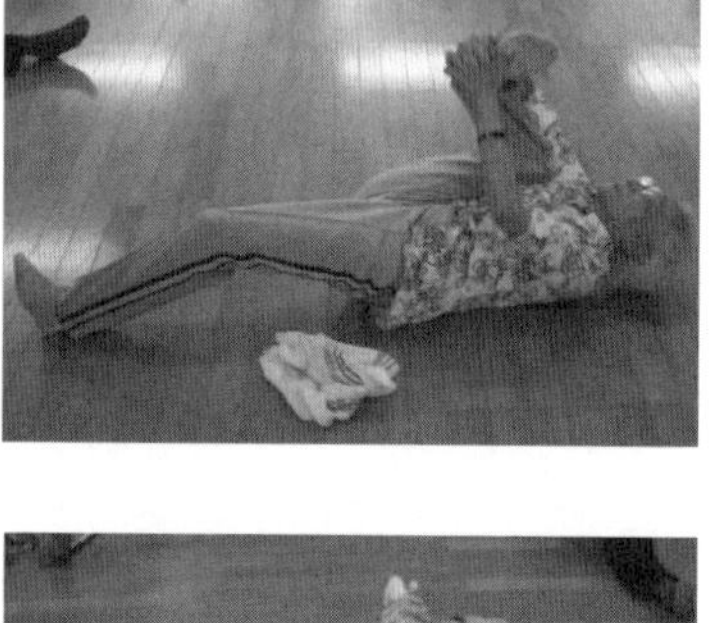

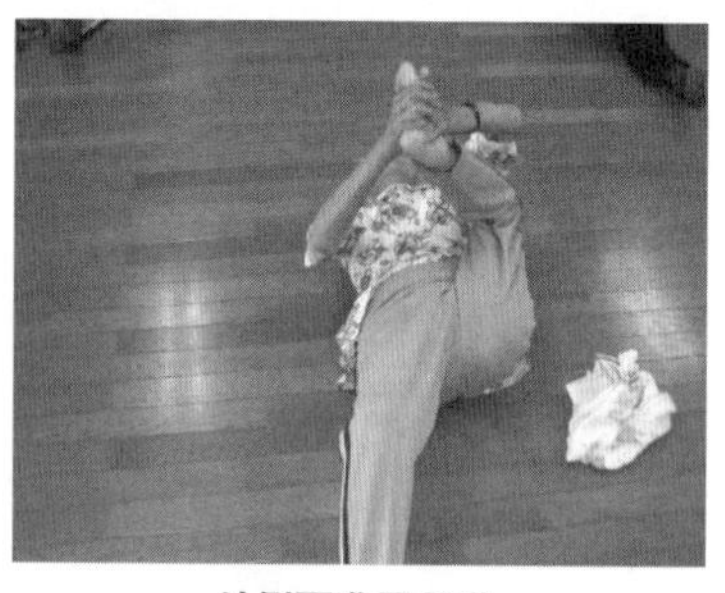

外側面進展運動

仰臥の姿勢で、一方の脚は平床に真っ直ぐに伸ばしてつけたまま、他方の脚も真っ直ぐ伸ばしたままで、静かに挙げ、垂直からさらに胸の方に持ってくる運動。

これは腓腹筋（ひふくきん）、大腿二頭筋、直股筋、臀筋、腹筋等を柔軟にし、種々の故障の原因を防止する。前頁の図（上）のように、姿勢を正し、足先が顎の高さまで持ち上がらないと、脚部に尿成分が蓄積して、硬化したと考えられる。したがって、逆に同図（下）のような運動により、脚部の毒素排出が促進され、また、血流の増加により、脂肪の燃焼が促進される。

②外側面伸展運動（右頁写真）

仰臥の姿勢で、一方の脚は平床上につけたまま（膝を曲げない）、他方の脚の膝を曲げて、その足先を反対側の肩につけるにようにする運動（実際はつかない）。これは外股筋、臀筋等を柔軟にする効果がある。特に視力が回復する。

③左右の足の故障を治し、平等に揃える運動。右足から先に上下運動か、扇形の運動（下の写真）を1分半程度行う。どちらも仰臥した姿勢で、心臓より上方で運動を行う。

靴の足先がよく減る方がモルトン氏病（甲が広い方、鼻先が曲がっている方）なので扇形運動を行い、踵の外側がよく減る方がソーレル氏病（足首がよく寝る）なので上下運動を行う。

【本運動】

合蹠の踵を臀部か肛門に着けた状態で、合掌合蹠の

足の扇形運動

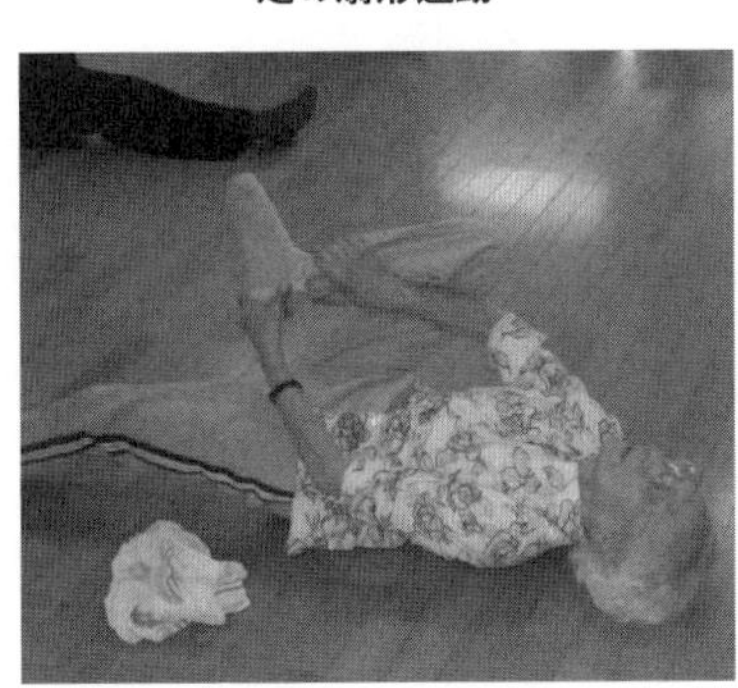

姿勢を保持するのが目的である。テストとして、合掌合蹠した手足の裏や先が離れないかを確認するために、両膝関節部を広げながら蹠の長さの1倍半伸ばし縮める運動を、手足同時に行う（水泳の平泳ぎに類似）。合蹠すると、速く疲労が取れる。

合掌の時の中指は2節までつける。他は1節でよい。中指にはグローミューが豊富にあるので、他人との意志がよく通じる。握手も意思を通じる方法である。手、鼻にも豊富にある。子宮筋腫は両脚の不揃いにより、宿便を溜めた結果と考えられる。生理痛に効果がある。

合掌時には「良能善」をイメージする

物質的に良くなると思い、

肉体的に能くなると念じ、

精神的に善くなると信じる。

注意

①合掌を1分40秒以上行い、両手の掌の色が同じように淡紅色に揃っていると、上半身の左右は平等になっている。または、両方の手を左右に開き、急に前方で指先を合わせた

時、五本の指先と指先がピッタリと合う人は、左右の神経が揃っている。つまり、横隔膜（diaphragm）以上の筋肉内臓が整っていることを示している。

足蹠も同様に揃わなければならない。しかし、合わない場合は不愉快であり、精神的に悪影響があるので、先に指先を合わせておき、互いの指先の開閉や回転をさせ、前後に引いたりして、手足同時に合掌合蹠を行うことになる。したがって、運動中は両手両足が左図上のように離れてはいけない。

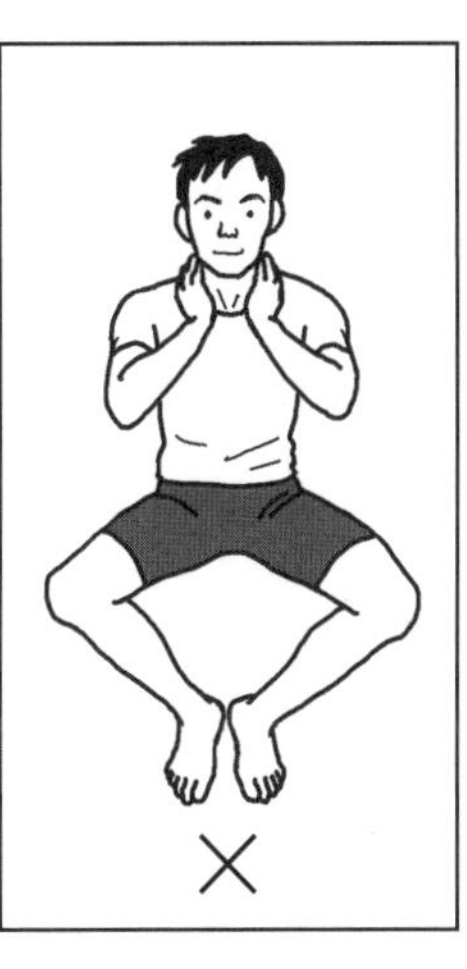

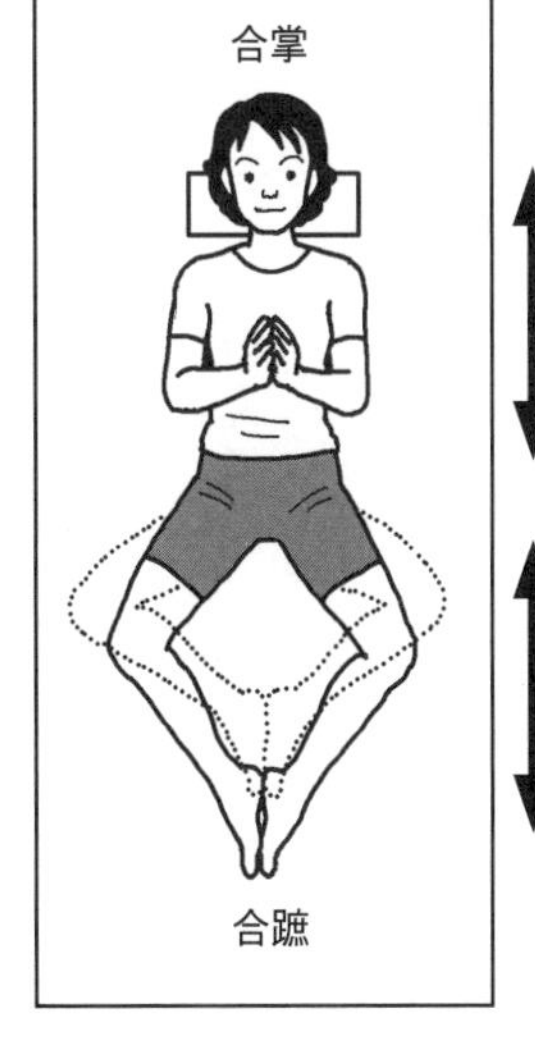

これもヨガに原型があるようだ。ネット上の「はつらつ」図参照。http://www.hatsuratsu.me/anna-pesce/?fbclid=IwAR1FxjXsnDle7Gdteppgxc5Yh_B7LGPfJhr-IosHx0XgDz9-kVUyPCx32yw

膀胱、前立腺、尿道の炎症と合掌合蹠法の応用

「つま先の角度を中心から約八度、右側と左側に広げ、合掌合蹠をしてみて、左右を比べ、足が伸びにくい側を40乃至70回往復、一日に二回行い、三、四日に一日は逆にすることを繰り返す。つま先を8度広げて、引きつけた時は中心に戻し、最後に引きつけた時には2、3分静止する。前立腺に炎症がある時にこの方法を行うと、睾丸と肛門の間が引きつることもあるが、肛門の締まりが良くなりやすく、痔や直腸の悪い人にも効果的である。」ともかく、あまり角度に拘泥せず、上下左右どの角度でも自由にできるようになればよい（前立腺肥大症の15人に1人が前立腺ガンになるという）。また、子宮筋腫の場合、300回ないし1000回行えれば筋腫は小さくなってしまう。

6．背腹運動（智慧）

道元禅師の『普勧坐禅儀』にある「左右揺振」に示唆を得て創案された。

「乃ち正身端坐して、左に側ち右に傾き、前に躬り後に仰ぐことを得ざれ、耳と肩と対し、

鼻と臍と対せしめんことを要す。舌は上の顎に掛け、唇歯相著け、目は須く常に開くべし。鼻息微に通じ、身相既に調わば、欠気一息し、左右揺振して、兀々として坐定し箇の不思量底を思量せよ。不思量底如何が思量せん、非思量、此れ乃ち坐禅の要術なり」

当初は「背腹同時運動酸塩基平衡法」といわれた。略して背腹運動という。

「平牀により、脊椎骨の前後の歪みを正し、硬枕によりて頸椎を整え、金魚によって脊柱の左右の副脱臼を矯正し、かつ左右の神経の違和を均衡せしめた後、毛管により全身の血液循環を生理的に正し、合掌合蹠によりてこれを試験し、もし残った違和や疾患があれば、これを触手によって治癒された健康体を、さらに背腹運動によって、維持助成せねばなりません。」（『健康生活大全』Ｐ５７７）

第六則以前の五則が平然と完全にできれば、そこで初めてこの運動を行う資格ができる。また、体調により控える。なお、文中の「触手」は現在では合掌合蹠法に変えられている。左右の神経を揃えるのに必要な最終的運動で、準備運動と本運動からなる。いずれも開眼（半眼）の状態で行うが、体調不良や病気時は準備運動だけでよく、目眩がする時は目を閉じた状態でやってもよい。

「常に直立正面の位置を基準として行なう。つぎの、11種の運動を約1分間で終了後、力を抜き、掌を開いて、静かに下ろし、小指と掌の外縁で膝頭（ひざがしら）に安置する。」（『健康生活大全』p577）

【準備運動】

小椋先生談-「準備運動」

1. 顎を引いて（頸静脈還流）、僧帽筋（首後ろから背中）、広背筋（肩胛骨の下）の運動。
2. 静脈のポンプ作用。首のリンパの運動。
3. リンパ還流を改善する。
4. 脊髄後根の起上筋を伸ばす。
5. 頸椎7番叩打（こうだ）。甲状腺の運動。神経、特に迷走神経の運動でアルカリ性を出す。
6. 頸部の交感神経の運動で酸性を出す。
7. 6に同じ。
8. 胸部リンパ腺の運動。脳溢血の予防。頸筋の硬直をとる。
9. 腋窩（えきか）リンパの運動（手腕の挙上）。ホルモン作用、頸筋の運動（首を左右に動かす）。

10. 神経・握力を旺盛にする。迷走神経の抑制。
11. 胸部リンパ腺、三角筋（肩の付け根）の働きを改善。甲状腺・迷走神経を刺激。求心性神経の刺激（下唇で上唇をなめるような運動）

準備運動11種（約1分間）の解剖学的および生理学的解説

「第一に姿勢を正す。それには顎を引いて口を塞ぐ。（脳の）静脈血が降下しやすく、かつ心臓に還流し易くする。」（西勝造講演録１９３７・５・16、室蘭女子小学校）

①第一動　僧帽筋（肩峰と脊柱、頸椎１番から胸椎12番の間の菱形筋肉で表情筋とつながる）や広背筋（濶背筋）その他の筋肉の運動であり、僧帽筋をまず柔軟にして準備する。常に実行すれば、この部の血液循環を旺盛にし、手足のマヒや肩のこりはない（乳酸除去）。（注）「肩は端然としていて、肋骨から充分離れる様、肩だけを上げ下げする」（「テトラパシー」第一巻ｐ１３３）肩を挙げた時、顎を出したり首をすくめたりしてはいけない。降ろす時は、瞬間的に肩の力を抜いてストンと真っ直ぐに落とす。（以下、注は山崎佳三郎著『健康・美容・若返りの秘訣（上巻）』より引用）。

背骨を支持する筋肉群の不断の働きによって、姿勢が保持される。その結果、常に乳酸が発生する場所となる。そのためには、柔軟にし血管を拡大し、血流を促進する。

次からは首の運動に移るが、手は指先を揃えて膝に置く。これまでは頸椎7番神経の圧迫の除去、リンパ還流の静脈管への注入活性化が指摘されていたが、さらに脳幹（延髄）部の縫線核（ほうせんかく）を刺激し、活性化させる。つまり、セロトニンの生成・分泌を促進する説もある。

②第二動「ないし第五動は、頸椎第七番の圧迫を緩和し、それから派出する神経を刺激する。この刺激は総計六十六種の効果がある。」（『健康生活大全』）脳神経の第12番目が迷走神経で、予備アルカリを担当している。病因の75％が酸過剰によるので、中和するためには迷走神経の活性を準備しておく必要がある。

胸管（「人体中最大のリンパ管（数ミリ）」p45南山堂）が左鎖骨上窩で静脈に注いでいる関係上（「左半身全部と右半身のうちの胴の部分以下からのリンパがあつまる」p44前掲）、右側よりもまず左側の伸張を行って（圧迫を除去）、胸管のポンプ作用を働かす（リンパの流量は「24時間を通じてわずかに2〜3リットル」で非常に遅い。p45前掲）。

栄養は小腸で消化された後、右心房へ送られるには二コースがある。門脈、肝臓を経るコースと乳糜管（にゅうびかん）、胸管を経るコースである。この理由は、門脈の吸収能力が毎分平均

1500$_{グラム}$しかないため、普通の食事の速さでは門脈だけで到底栄養を吸収しきれない。そこで肝臓での殺菌の不要な物（類脂肪体＝乳白色）を乳糜管経由で送ることになる。胸管に弁があって、頭を右へ傾けると、静脈管同様にポンプ作用が行われる。

左肩甲骨が浮き上がって、胸管が圧迫されている人は、ほとんどが内臓下垂および下半身の寝汗に悩まされている。

（注）かけ声の「イチー」で倒して即座に元へ戻すこと。以下同じ。「此の時頸椎骨の部分に、ゴリゴリ骨の軋る様な音のすることがあっても、何等差支えはない。」（「テトラパシー」第一巻ｐ133）

③第三動　右頸静脈およびリンパ腺（「右リンパ本管」ｐ45前掲）を働かすためである（「右の上肢と頸部および頭部の右半分からのリンパがあつまる」ｐ44前掲）。丸背の姿勢は右心房の拡大と右頸リンパ腺の腫脹を起こしやすく、第二の運動によってまず弛め、次にこの運動によって、伸張する。「右左の運動は、以下同じくいつも右を先にする。ただし、心臓が右に附いている人がまれにあるが、そういう人は左から先に運動すればよい。そして常に頭の直立した姿勢で、中央を基準として傾けるのであって、決して右左一回ずつ交

互に動かしてはならぬ。」（「テトラパシー」第一巻ｐ１３４）

④第四動　この動作（顎が胸につくくらい）も素早くすること。脊髄後根および棘筋を伸展する運動（頸椎７番神経の圧迫の除去）。病的状態の場合は、常に後根が収縮しようする傾向がある。

次の第五動の後方への動作も含めて、「余分な髄液が（頭頂部の）太い静脈周辺で早く流れ、吸収されやすくなる」効果がある（眞田クリニック眞田祥一医学博士）。ただし、髄液とは脳の栄養であり、かつ外からの衝撃を保護する役目がある。

（注）背中を曲げたり、肩を前へ出したままでは、頸椎７番の刺激にはならない。

⑤第五動　脊髄前根および迷走神経を伸展・刺激する運動。以上はすべて頸椎７番を叩打するのと同じく、体液のアルカリ度が高まり、血管を収縮させる。

（注）頸椎７番を刺激するため、頭（顎）を引いたまま、後へ倒す。「この時、顎が引き連れて苦しく感じる人があれば、胃の何処かに故障のある人だが、何等案ずることなく、頭を出来るだけ充分に後ろに傾けること」（「テトラパシー」第一巻ｐ１３５）

⑥第六動　「および第七動は、頸部静脈を刺激し、そのポンプ作用を促進し、脳髄血液の還流を促し、同時に、眼筋の不当の緊張を緩和し、かつ胸部の扁平を矯正する（胸郭の薄い人は充分に廻らない）」（『健康生活大全』）。したがって、この運動で胸郭の厚みが追々と増す。

以上で前後左右の運動は終わり、回転運動を与える。同時に乳嘴（にゅうし）突起を通過する右側の上頸交感神経を刺激する結果、以前の四運動とは逆にアルカリ性が抑えられる。

（注）「顎を引きすぎて、右下方を覗き込む様な態度で頭を廻さぬように注意する。」（「テトラパシー」第一巻ｐ１３５）真後ろ（少し斜め上向き）を両目でにらむように（鼻を右後ろに回す気持ちで）回すと、目の強化になり、老人になっても口周辺の皺の寄るのが少ないといわれる。

⑦第七動　今度は左側の上頸交感神経を刺激する。

以上、それぞれ10回のみ行う。少ないと準備運動としては不十分であり、多すぎては疲労してしまう。疲れるほどやる必要はない。

⑧第八動　「両腕の静脈を刺激して、そのポンプ作用を促進し、左右一回あて頭を廻してみることにより、左右に妨害物のないのを確認する。」（『健康生活大全』）

両腕を少しく前方より水平位へ素速く張り伸ばすことにより、頸部リンパ腺のポンプ作用を働かし、次いで頭を左右に回す運動によって、頸筋を伸展する。この際、脳溢血（動脈硬化）のおそれのある人は必ず頸筋が硬直し、血管および神経が圧迫されており、頭が回らず、且つ手先が少ししびれ気味の人は左半身不随に冒されやすい（男子は多くは左）。この運動によって、この状態を除去し、若しくは防止する。

四十肩（手）や五十肩（手）は手が水平にならない。これは尿酸の蓄積が原因で、その側の腎臓が働いていない。また、反対側の胸部リンパ腺が腫れている。なお、この運動が楽々できなければ、脳溢血の危険性がある。「この場合、平床、硬枕で毛管特に左側手足の毛管発現に主力を注げば治る。反対側がぎこちない人は、右側の手足の毛管発現に主力を注ぐ」（「テトラパシー」第一巻ｐ１３７）

（注）手は円を描いて左右に伸ばすが、行きすぎても元へ戻さない。もし、手に水が着いていれば、左右１８０度に遠心力で飛ばす勢いで行う。膝から手を挙げる時は少しゆっくりで、次第に速くなって、左右水平位置で、ピタッと止まるようにする。

この時、手首から先が小指側の方に曲がれば、アルカリ過剰体質であり、親指側の方に曲がれば酸性体質といわれる。これを確認するためにも、左右へ首を回す。

⑨第九動　「大胸筋および腋下筋の展張を促し、この部の血液循環を旺盛にし、かつこれらを柔軟ならしめ、左右あて一回みることによって、頸部筋肉を交互に収縮展張せしめ、かつ左右をもう一度見て、障害物なきを確認する。」（『健康生活大全』）

両腕を垂直に挙げて、耳を挟むような位置をとる。これは腋窩リンパ腺のポンプ作用を働かせると同時に、頸筋伸展を行うためである。

（注）頭を左右に回す時、よく回る方向と回りにくい方向がある。それは回りやすい側の胸部の厚みが、回りにくい側の胸部の厚みより薄いことが原因である。臍も一緒に回すぐらいの気持ちで回すとよく回る。特に回りにくい側に力を入れて回し(足から治すこと)、左右平等に回る時は左右の胸部の厚みは同じになっている。

普通、回りやすい側の足がモルトン氏病で、反対側を下にして寝る人が多いようである。手は耳の後に来るように挙上する。

⑩第十動「掌の本能線を明瞭にし、かつ握力を強大にする。」(『健康生活大全』)

頸椎7番の上側より派出する第7頸椎神経は親指と人差し指を司る。またその下側から派出する第8頸椎神経は中指、薬指、小指の三指を司る。しかも、頸椎7番は頸部と胸部の旋回点に当たり、直立歩行する人類にとって、先天的に左凸彎（ひだりとつわん）性の側彎を起こしやすい箇所である。その結果、手先がしびれやすくなり、握力が減弱する（手相では線が短くなったり、不鮮明になったりする）。いずれにしても、親指を他の四指で押さえつけるように強く握ることによって、頸椎7番の神経が完全に働き、アルカリ性の増進と抑止が拮抗（きっこう）し、長命の基となる。

（注）腕を直角に曲げて水平に落とす。肘が下がりすぎないようにする。なお、親指は充分に曲げて、指先が小指の付け根、または外に出るくらいにすると、本能線が明瞭となる。

⑪第十一動「鎖骨による頸部静脈の圧迫を除き、帰路循環を完全にし、かつ甲状腺および副甲状腺を刺激して、その機能を適正ならしめる。」(『健康生活大全』)

上腕を水平のまま後方へできるだけ引き、同時に頭を後ろにそらし、顎を上へ突き上げる。今一度、胸部リンパ腺のポンプ作用を働かすと共に、甲状腺および迷走神経を刺激し、

準備運動

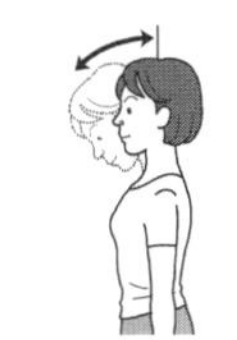

第四動
頭を前に傾けること 10 回

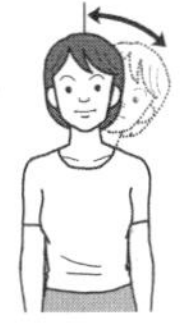

第三動
頭を左に傾けること 10 回

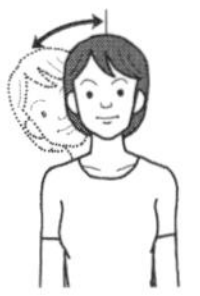

第二動
頭を右に傾けること 10 回

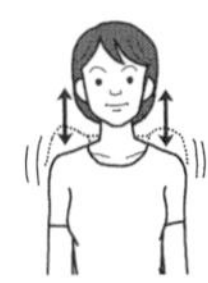

第一動
両肩を同時に上下すること 10 回

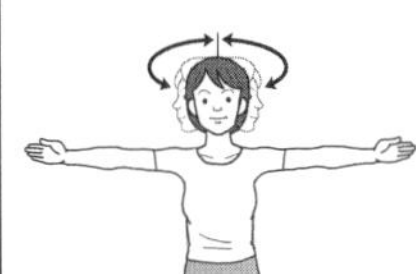

第八動
両腕を水平に伸ばし、頭を右と左に回すこと 1 回ずつ

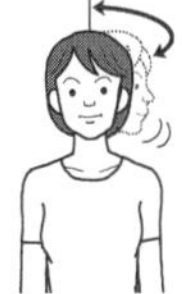

第七動
頭を左後ろに回すこと 10 回

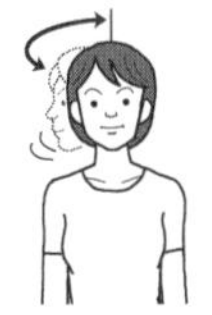

第六動
頭を右後ろに回すこと 10 回

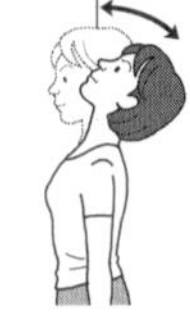

第五動
顎を引いて頭を後ろに傾けること 10 回

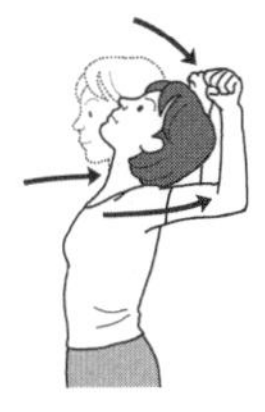

第十一動
第十動の状態で、上腕を水平のまま後ろに引くと同時に、頭を後ろに反らし、顎を上に突き上げる

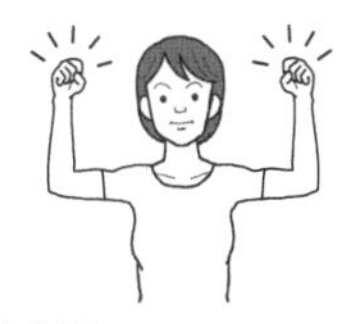

第十動
両腕を上に挙げたまま、親指をできるだけ深く掌の中に屈し入れ、他の四指をもって、親指を押さえつけるように握ったまま、腕を直角に曲げ、肘を水平に落とす

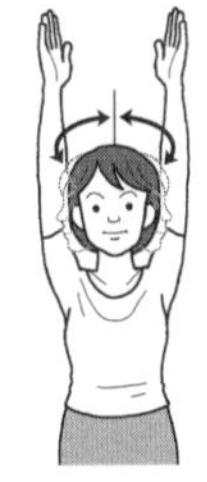

第九動
両腕を垂直に挙げ、頭を右と左に回すこと 1 回ずつ

求心性神経を伸展する方法である。

（注）顎を上に突き上げた時、下唇を重ねる気持ち。以上11種の準備運動を軽視して省略しないこと。「両手の小指と掌の外縁で膝頭に安置することは、腕の力を抜き、動物電気の導通を完全にするものであります。」（『健康生活大全』p578）

【本運動】

「尾骶骨（びていこつ）を中心に、頭の頂端までを一直線にして、あたかも一本の棒のごとく、右から始めて左右揺振すると同時に、腹部の運動を行うこと、朝夕十分間ずつ。

腹部の運動は、脊柱を左右に傾けるごとに、下腹にわずかに力を入れて、押し出す気持ちでおこなう。すなわち脊柱の左右揺振一往復につき、腹部の運動は二回となる。ただし、これは腹式呼吸ではないから、呼吸とは無関係に行うこと。」（『健康生活大全』p579）

朝夕の実行時は、無念無想ではなく半眼（ただし西勝造著『六大法則』には「目を閉じた方が都合がよい」とも書かれている）の状態で約1・5～2メートル先を見下ろし、「良くなる能くなる善くなる」と唱えながら（意中で）、雑念が生じないように壁に向かったりあるいは鏡で姿勢を確かめつつ、500回を目標として10分間ほど行うのが理想だが、実際は精神集中して2分間ほどでもよい。

自律神経の拮抗・体液の中和の保持が目的である。脊柱の左右揺振は、広背筋の運動（闊背筋および臀筋への刺激）によって交感神経が緊張（脈拍増加）し、体液の酸性化を促すと共に、脊柱の狂いを正す。平生から便秘等によって腹部が張り、太陽神経叢（臍左斜め上3センチ）が常に刺激を受けるのでアルカリが出ている。そこで、左右揺振を行うのである。腹横筋（深層筋で横隔膜と連絡）による腹部の出し入れは、迷走神経の緊張をもたらし、体液のアルカリ化を促す。従って、内臓下垂防止、腸の運動による宿便排除となる。同時に、腹圧の変化が頭蓋内圧の変化につながり、余分な髄液も脳静脈に戻りやすい（浮腫型の隠れ脳梗塞を防止する―眞田祥一）。

私見だが、乳糜槽への運動刺激により、リンパ還流を促進するものと思われる。

次頁の図（左と中央）では肘が脇から離れているが、右端の図のようにくっつける（34頁参照）。

「予備アルカリがでるまでは10年かかる」（西勝造講演録「西式強健術」）

腰掛けてもよいが、普通は正座して行う（胡座でもよいが、立った姿勢はいけない）。両膝間は握り拳が五つ入る程度に広げるが、できるだけ狭い方がよい。足の親指は左を上にして重ねる（動脈系統）か、あるいは両親指をひっつけるようにして坐るが、あまり拘泥することはない。

準備運動後、力を抜いて掌を開き、両手を静かに膝の上（膝頭から3分の1の距離）に載せて肘は脇につけ、小指と薬指を膝につけ、掌を半ば上向きにする。尾骨を中心に頭の頂点までを一直線にして（坐ったまま背伸びする気持ち）、一本の棒のように姿勢を崩さず、尾骶骨を中心にメトロノームのように上体を左右40度傾けるのが標準（理想と同意）で、肩が中心線へ来るくらいにし、同時に腹部を出し入れする。脊柱運動1往復を1回とし、1分間に50回ないし55回の10分間、すなわち500回を標準とする。腹部の運動は脊柱を右なら右へ、左なら左へ傾けた時に、下腹部の中心に軽く力を入れて、押し出す気持ちで行い、

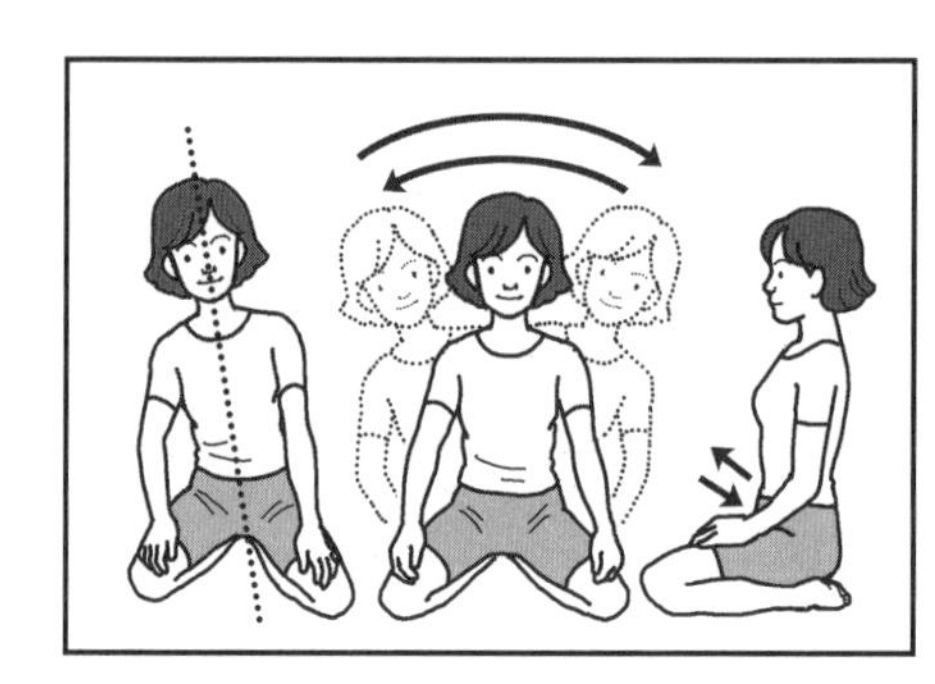

脊柱の左右揺振

脊柱が真ん中へ来た時に引っ込ます。したがって、脊柱1往復を1回とすれば、腹部は2回となる。この脊柱と腹部の運動は相互にリズミカルに行う。

「特に注意しなければならないことは、身体を右に振り動かす時でも、左に振り動かす時でも、決して左右の腰側を折り曲げてはいけない。ただし、多少片方の尻を浮かせてもよい。つまり身体を右に傾けた場合には、左の尻を心もち浮かせればよい。前股を十分に拡げて坐り（ただし女性は場合により左右の足首をお尻の外側に開いて安定をとってもよい）、上体を少し前かがみにして行うと、楽に運動ができる。鼻がつまっていたり、蓄膿症の人、鼻風邪をひいている人は、少し頭と上体を後方にそらせて行えば、鼻はすうすう通ってくる。」（西勝造原著『健康生活の革命』ｐ27）

現代的には、この腹筋のリズム運動は脳の前頭前野（30％）と脳内物質セロトニンを活性化させる。ちなみに姿勢保持はセロトニンと関係し、この神経伝達物質は脊髄を通って、「抗重力筋」（腹筋や背筋等の姿勢を保持する筋肉）を常に働かせている。したがって、セロトニンが不足すると、この筋肉への刺激が足らず、姿勢が崩れやすくなる。

心身の中庸　自律神経（一者）＝交感神経（＋100）＋迷走神経（－100）＝0

体液が中和する時であり、心身が中庸を得てくるから、この時、常住坐臥、良くなると思い、能くなると念じ、善くなると信じること。自己暗示の効果が発揮される。「良くなる、能くなる、善くなる」と心に念じ、口で唱えること。

仮説だが、1秒間に2回の二拍子運動を5分間すると、セロトニン（体内でトリプトファンとビタミンB_6から合成、縫線核から分泌される）が放出され、精神の安定化をもたらす。これは腹部のリズム運動で前頭前野と脳内ホルモンのセロトニンが活性化されるためと考えられる。

まとめ

西式健康法「六大法則」と「六波羅蜜」（到彼岸）

1. 平床・・・・・・・・布施（慈悲／細胞に血液を平等に供給）
2. 硬枕・・・・・・・・持戒（徳を積む／姿勢を正しく）
3. 金魚式脊柱整正法・・忍辱（直立歩行は堪忍／脊柱解放）

4. 毛細管作用発現法・・精進（善行／四肢の血液の運行）
5. 合掌合蹠・・・・・禅定（精神統一／左右の脳神経）
6. 背腹運動・・・・・智慧（真理を見極める／酸アルカリの中和）

「六波羅蜜」の意味（養老山立國寺「仏様のお話」より）

http://shusse-kannon.life.coocan.jp/budda/budda6.htm

「波羅蜜」

此岸（バラモン教＝悲惨な輪廻転生・生老病死）から、彼岸（仏教＝悟りの世界・解脱）に到る道です。

ブッダになりうる資質を獲得するために実践する六つの項目のこと。「六度彼岸」とも。

生きて成仏するための六つの修行方法

常に人間向上の道を志すことが人間の理想。それには、六つの修行が必要。

・布施…貪欲の心を対治して、人に財を与え、法（真理）を教え、安心を与えることで、完全な恵みを施すことです。

・持戒…個仏から与えられた戒めによって悪業の心を対治して、心の迷いを去り、身心を清浄にすることで、戒を守ることを教えたものです。これらの教えを守り、身を慎むことを律といいます。総じて戒律といいます。

・忍辱…瞋恚の心を対治して、迫害困苦や侮辱等を忍受することです。チョットの事でキレ易くなっている現代人には、特に必要なことだと思います。

・精進…懈怠の心（精進と反対の言葉）を対治して、身心を精励して、他の五波羅蜜を修行することです。この精進の「精」という言葉は「まじりけのない」という意味です。

・禅定…心の動揺・散乱を対治して、心を集中し安定させ、真理を思惟することです。禅定波羅蜜の「禅」とは「静かな心」、「不動の心」という意味です。「定」というのは心が落ち着いて動揺しない状態です。

・智慧…一切の諸法に通達して、愚痴の心を対治し、迷いを断ち、真理を悟ること、または諸法の究極的な実相を見極めることをいいます。

西勝造作

皮膚栄養四肢と精神からみ合ふ、
四者を一者に、
無病息災

平床に硬枕金魚毛管と
合肢背腹、
健康の道
よくなると思ひつ背腹動かして、
四時ＶＣ柿茶を（※）
飲めばすこやか

※四季を通じてビタミンＣを含む柿茶を飲む意。

補　章

西勝造の日常生活

「西勝造の日常生活」を、勝造の記したまま紹介しておこう。

午前中の西式生活

1．起床の時刻と起き方

「早起き」といっても、紫外線が相当現れない暗い中に起きるのは健康上よくない。太陽光線が反射によってでも物の見分けがつく程度の明るさが射してきた時に起床するのがよい。

起きる前に5分間ぐらいうつ伏せになっていると、腎臓をよくし、血液の浄化作用が十分に行われて病気にかからない。次に平床上で裸体操（風浴・春秋）とその間、六大法則を実行する。

起き上がる時は急に飛び起きず、徐々に横向きになり、下向きになりつつ、頭を上げるのが安全である。起床時は自律神経が乱れやすく、急に起き上がって行動すると、血圧を上げて、血液を送り出そうとする。つまり起床時の高血圧が問題になる。そこで、生つばを飲むことで、舌咽（ぜついん）神経を刺激して副交感神経が優位になると、血圧の上昇が抑えられ、しかも、血液中にある血栓を溶かす物質が高まる。

2. 洗面の仕方

新鮮な清水で十分洗顔し、強く擦らないで、押さえるようにして汚物を落とし、清水で消毒するつもりでやる。

全身を静かに拭くこともよいが、摩擦はよくない。特に目は冷たくなるまで水をかけること。眼球の色が鮮明になり健康になる。

3. 口中の清水消毒

身体に垢(あか)の着くのは酸性になったからで、中和状態では垢は着かない。歯はゴシゴシとブラシ等で磨かない。食塩水で汚物を落とし、口中も清水で十分消毒するぐらいでよい。

4. 水を飲む

口中消毒後、必ず清水をコップ1~5杯ぐらい飲むこと。便通の悪い時ほど、量を増す必要がある。西医学は水を最も重視している。「30分30グラム主義」で、30分ごとに30グラムの生水を飲用する習慣をつける。

なお、トイレで用を足したら、即、飲用することも習慣にする。午前中は体内毒素の排泄時間帯であり、その目的を最大限に発揮するため、生水だけの飲用を説いている。ただし、朝食としては生食だけはよいが、お茶や果物は一切いけない。そして昼食30分前に「コップ一杯」に生水を飲んでおくこと、となっている。

5．便通

夜10時から翌朝の10時までは排泄作用が旺盛な時間になっている。大便時には急いで息むことなくゆっくりとしないと脱肛することになり、硬い便の時は、出血したりして痔の原因となりやすい。終わったら、水洗しておくのが一番よい。

常に手足と身体を清浄にすることは若返り法、すなわち老衰を防ぐ方法である。便通のない時でも、その時刻に必ず便所に入り、出なくても、15分ぐらいは出す姿勢をしていると、後は自然に出るようになる。

6．太陽光線を喰う

朝、太陽に向かい、感謝の意を表して大きく口を開け、その光線を飲み込むように数回行う。

特別な場合や筋肉労働や運動をしない時は、25分以上はかえって害になる。日の出直後の紫外線の多い光を足に当てることは最もよい。

7．茂った大樹に接する

毎朝外に出て、自分の身長より高いよく茂った常緑樹に接する。

8．素足で地面を20分以上踏む。
9．朝食として生食だけはよいが、お茶や果物は一切いけない。そして昼食30分前に「コップ一杯」に生水を飲んでおくこと、となっている。
10．自宅にて昼食する時は必ず海苔（のり）3枚を摂る。海苔の大きさはその面積からいって、マッチ箱ぐらいのもので、普通の浅草海苔の大きさである。大体11月より3月までを標準として、毎日3枚ずつ食べるが、これは必ず昼食の時という意味ではなく、昼と晩に分けてもよし、一時に摂っても差し支えない。結核患者とか冷え症の人は6枚摂る。ただし、それ以上は逆上するからいけない。この海苔の摂取をやれば、寒くないのである。「海苔」には蜆（しじみ）と同じくタウリンが含まれている。

午後の西式生活

一、昼食の時には野菜類を多く摂る。
私は59歳だから五割主義を標準としなければならぬ。肉食と野菜は半々の50％である。その中の野菜を昼食に持って来る。

一、夕食の時には野菜を減らして肉食にする。

夕食に野菜を多く摂ると、夜中に小便に度々起きなければならぬ。なお私の肉食とは、牛豚鳥獣肉ではなく、鰯(いわし)の干物だ。開きや目刺しが私の肉食としてのご馳走である。

▼▼補足説明

●「野菜類」は生野菜であり、「昼食」時に摂ることがポイントである。食物の色彩と摂取時間帯が関連しているからである（別項「色彩療法」80頁参照）。

●西式での標準的食事内容は「三分の一主義」であるが、勝造は次のようにも説明している。

●「20歳未満のものは絶対に野菜主義でなければならぬ。21歳から45歳までは野菜類3割、海草類3割、魚介類3割、果物1割が適当で、これを称して三割主義という（これは「三分の一主義」を言い換えたものであろう）。

●45歳より50歳までは四割五分

●50歳より60歳までは五割

●60歳より70歳までは六割

●70歳より80歳までは七割
●80歳より90歳までは八割
●90歳より100歳までは九割
●100歳以上は十割主義がよい。
「私は只今五十八歳だから、五割主義つまり魚介類五割に野菜、海草類五割で半々に摂っている。」（『西式醫術』1942・1・20）
しかし、以上の副食の数値にあまり拘泥する必要はないが、我々大人では普段の副食の半分は生食（生野菜食）にすることである。なお、1ヶ月に1日は無塩野菜粥あるいは寒天食にすることである（『西式醫術』1941・5・31）。

◆（続）◆

一、1週間に必ず3日間は蜆の味噌汁2杯を摂る。蜆は水から煮ていき、そのだし汁を飲用する。
蜆そのものは食べない。また蜆貝は保存しておき、一升になったら水一升で五合に煮詰め、それを風呂に入れて入浴する。ただし、蜜柑（みかん）の皮を入れざる日に限る。蜆風呂に蜜柑の皮を入れると効き目がない。

二、　温冷浴

三、　平床、硬枕、金魚、毛管等の実行。

四、　朝夕青々とした植物に2分間以上接近する。

（以上1941・12・14）

参考文献

西会本部長西万二郎氏の許可を得て、西式関係書籍に掲載の図等を、また「柿茶本舗」からはブログに掲載の西式療法のイラストを参考にさせていただいた。その他に中西美代子女史編集の『ほんとうの健康法』からもイラストを資料とさせていただいた。私は鬼籍に入られた小椋蔓代女史をはじめ渡辺正医師、樫尾太郎医師、甲田光男医師からも薫陶を受けました。

西勝造著作
『西式触手療法と保健治病法』（実業之日本社　昭和7年4月8日）
『西式強健術と触手療法』（実業之日本社96版　昭和5年7月8日）
『NISHI SYSTEM OF HEALTH ENGINEERING』（中庸出版社　昭和11年9月1日）
『心臓原動力説は謬説なり』（復刊太陽印刷ＫＫ　昭和11年12月18日）
『40歳からの生活』（初版『西式血圧病療法』昭和8年、再販昭和23年10月）
西勝造編著『皇洋醫學原典』（第1～4輯 昭和18年10月28日発行）

戦時中ですので、書名が皇国史観を反映したものとなっており、検閲の厳しさを垣間見ることができます。「西式健康法」の原典です。凡例1．本書は、醫學の研究に志す者に対し、古今東

西を通じてアラユル文献の抜粋を輯録し、研學の便に供する為、編纂したものである。（以下略）

『家庭医学宝鑑』（前編・後編／西会本部　昭和２年５月15日）

『心臓』（健康日本舎　昭和29年10月１日）

『西医学健康講座』（健康日本舎　非売品）

『同第１巻　西医学健康法六大法則』（昭和30年６月10日）

『同第３巻　四大法則栄養篇』（昭和28年12月25日）

『第４巻　四大原則四肢篇』（昭和30年12月25日）

『第５巻　四大原則精神篇』（昭和29年９月25日）

『第７巻　ビタミンＣ』（昭和28年９月１日）

『第８巻　グローミュー』（昭和31年３月10日）

『第11巻　健康生活』（昭和29年３月15日）

『第12巻　人生医談』（昭和40年12月１日）

『美容と健康』（昭和40年11月20日）

『病気よ、さようなら』（健康日本舎　昭和31年３月20日）

『朝食無用論』（復刊太陽印刷ＫＫ　昭和46年７月25日）

『西式健康法 健康生活の革命』（原著『西式触手療法と保健治病法』柏樹社１９８３年２月15日）

『合本健康生活大全』（太陽印刷KK　昭和45年11月21日）

『西医学健康原理実践宝典』（発行者松井俊二／樫尾太郎著　昭和54年11月30日）

西勝造著作集全12巻（柏樹社）

『第1巻　西医学の基本』（解説　磯野友彦　昭和58年7月）

『第2巻　健康の四大原則Ⅰ』（解説　樫尾太郎　昭和58年2月）

『第3巻　健康の四大原則Ⅱ』解説　増山忠俊　（昭和58年4月）

『第4巻　血液循環の原理』（解説　直木由太郎　昭和58年6月）

『第5巻　体液の平衡』（解説　渡辺正　昭和58年11月）

『第6巻　血圧の原理』（解説　加藤隆　昭和58年9月）

『第7巻　便秘と宿便』（解説　甲田光雄　昭和58年10月）

『第8巻　姿勢と体貌』（解説　中西恒三　昭和58年3月）

『第9巻　スポーツと美容』（解説　樫尾太郎　昭和58年5月）

『第10巻　手相のはなし』（解説　樫尾太郎　昭和58年8月）

『第11巻　人生医談』（解説　山崎佳三郎　昭和58年12月）

『第12巻　道は近きにあり』（解説　磯野友彦　昭和59年1月）

国立国会図書館デジタルコレクション（https://dl.ndl.go.jp/）で「西勝造」と検索すれば、昔の著書が読める。中には『最新人体神経分布詳解図』（西勝造編 中庸出版社、１９３９）など、医学教育の専門書もあり、勝造の博学ぶりが偲べる。

中西恒三『西式醫術』（第二〇号～五九号、第六〇号～百一五号）
樫尾太郎訳『生野菜汁療法』（N.W..Walker 実業之日本社　昭和41年4月1日）
甲田光男『ガン予防への道』（春秋社１９８５年4月10日初版）

英語版『西医学健康法』

雑誌
月刊誌『西医学』
西勝造主幹『保健と治療　テトラパシー』

吾が父母の御霊に捧げる

二〇二〇年十二月吉日

著者紹介

宮橋　國臣（みやはし　くにおみ）

1948年奈良県御所市生まれ。1970年、東京水産大学（現東京海洋大学）卒業（2020年は卒後50年の節目となる）。2年後、奈良県内の公立中学校教員となり、1985年から県立高校の理科教員となる。2010年退職し、関西大学の人権問題研究室の委嘱研究員となる。その後、マンチェスター大学、アジア太平洋研究所の研究員を歴任。現在は理科教員不足により公立中学校常勤講師として現場復帰。

監修者紹介

石井　文理（いしい　ふみまさ）

1950年福岡県生まれ。久留米大学医学部卒業後、久留米大学病院、大牟田平木病院、サンスター株式会社、新屋敷病院、甘木中央病院勤務を経て、92年6月愛康内科医院開業。患者さんの苦しみや辛さを理解し、患者さんの立場に立って、現代医学と東洋医学を総合的に活用し、健康になるために本当に必要なものは何かを熟知した上で、患者さんの治療に全力を尽くしている。

ガンは予防できる — 新・西医学入門

2021年3月1日　　初版第一刷発行

著　者　　宮橋 國臣
監修者　　石井 文理
発行人　　佐藤 裕介
編集人　　冨永 彩花
発行所　　株式会社 悠光堂
〒104-0045
東京都中央区築地6-4-5
シティスクエア築地1103
TEL：03-6264-0523　FAX：03-6264-0524
http://youkoodoo.co.jp/
制作・DTP　　永山 淳　齋藤 伸成　吉岡 宏之
印刷・製本　　明和印刷株式会社

ISBN978-4-909348-32-6 C0077